集中治療における早期リハビリテーション

~根拠に基づくエキスパートコンセンサス~

ダイジェスト版

一般社団法人　日本集中治療医学会　編

〈作成メンバー〉
委員長　高橋　哲也（東京工科大学医療保健学部／昭和大学医学部リハビリテーション医学講座）
担当理事　西田　　修（2014～2015年度）（藤田保健衛生大学医学部　麻酔・侵襲制御医学講座）
　　　　　宇都宮　明美（2016年度～）（聖路加国際大学看護学部）
委　員　　安藤　守秀（大垣市民病院　呼吸器内科）
　　　　　飯田　有輝（JA愛知厚生連海南病院　リハビリテーション科）
　　　　　尾崎　孝平（神戸百年記念病院　麻酔集中治療部，手術部）
　　　　　小幡　賢吾（岡山赤十字病院　リハビリテーション科）
　　　　　神津　　玲（長崎大学大学院医歯薬学総合研究科／長崎大学病院　リハビリテーション部）
　　　　　小松　由佳（杏林大学医学部付属病院　看護部）
　　　　　西田　　修（藤田保健衛生大学病院麻酔・侵襲制御医学講座）
　　　　　山下　康次（市立函館病院中央医療技術部リハビリ技術科）

〈作成ワーキンググループメンバー〉
　　　　　有薗　信一（聖隷クリストファー大学　リハビリテーション学部）
　　　　　岩田　健太郎（神戸市民医療センター中央市民病院　リハビリテーション技術部）
　　　　　卯野木　健（筑波大学附属病院　看護部）
　　　　　尾山　陽平（JCHO北海道病院　リハビリテーション科）
　　　　　金井　香菜（広島大学病院　リハビリテーション部）
　　　　　栗山　直英（藤田保健衛生大学医学部　麻酔・侵襲制御医学講座）
　　　　　齊藤　正和（榊原記念病院　理学療法科）
　　　　　櫻本　秀明（筑波大学附属病院　集中治療室）
　　　　　笹沼　直樹（兵庫医科大学病院　リハビリテーション部）
　　　　　嶋先　　晃（吹田徳洲会病院　リハビリテーション科）
　　　　　高橋　正浩（市立札幌病院　リハビリテーション科）
　　　　　田代　尚範（昭和大学藤が丘病院　リハビリテーション科）
　　　　　野々山　忠芳（福井大学医学部附属病院　リハビリテーション部）
　　　　　花田　匡利（長崎大学病院　リハビリテーション部）
　　　　　平澤　　純（公立陶生病院　中央リハビリテーション部）
　　　　　福家　良太（東北医薬科大学病院感染症内科・感染制御部）
　　　　　松木　良介（関西電力病院　リハビリテーション科）
　　　　　森沢　知之（兵庫医療大学　リハビリテーション学部）
　　　　　山田　　亨（東邦大学医療センター大森病院　看護部）
　　　　　横山　仁志（聖マリアンナ医科大学病院　リハビリテーション部）

This book was originaly published in Japanese
under the title of：

SYŪCHŪCHIRYOU NI OKERU SOUKI RIHABIRITĒSYON
KONKYO NI MOTODUKU EKISUPĀTO KONSENSASU DAIJESUTO BAN
（Evidence based expert consensus for early rehabilitation in the intensive care unit －Digest Version－）

Edeitor：
　The Japanese Society of Intensive Care Medicine

ⓒ2017 1st ed.

The Japanese Society of Intensive Care Medicine

目次

Ⅰ. はじめに ……………………………………………………………………… 4
Ⅱ. 方法 …………………………………………………………………………… 5
Ⅲ. 早期リハビリテーションの定義について ………………………………… 6
Ⅳ. 早期リハビリテーションの効果について ………………………………… 8
Ⅴ. 早期リハビリテーションの禁忌，開始基準・中止基準について ……… 26
Ⅵ. 早期リハビリテーションの体制について ………………………………… 33
Ⅶ. おわりに ……………………………………………………………………… 48
Ⅷ. 略語 …………………………………………………………………………… 49
Ⅸ. 利益相反の開示 ……………………………………………………………… 50
Ⅹ. 著作権 ………………………………………………………………………… 51
文献 ………………………………………………………………………………… 52

I はじめに

『集中治療における早期リハビリテーション〜根拠に基づくエキスパートコンセンサス〜』作成にあたって

近年,集中治療領域での早期リハビリテーションが注目されている.特に早期リハビリテーションの中心的プログラムのひとつである早期離床や早期からの運動（early mobility and exercise, early mobilization）は,集中治療領域で定着しつつある.

2009年,Lancetに掲載された重症患者に対する鎮静の中断と併せた早期からの理学療法や作業療法が,身体機能のアウトカムやintensive care unit-acquired delirium（ICU-AD）などの神経心理機能のアウトカムに及ぼす影響を検証したSchweickertら[1]の報告は,American College of Critical Care Medicine（ACCM）のせん妄予防のガイドライン[2]にも,early mobilizationはdelirium preventionに対して1Bのエビデンスレベルで採用されている.現在では新しい人工呼吸患者管理指針としてABCDEバンドル（awakening and breathing coordination of daily sedation and ventilatior removal trials, choice of sedative or analgesic exposure, delirium monitoring and management, early mobility and exercise）へと進化し[3],その導入や検証が進んでいる.

一方で,わが国の集中治療領域で行われている早期リハビリテーションは,経験的に行われていることが多く,その内容や体制は施設により大きな違いがある.今後,より高度急性期の病床機能の明確化が進むなかで,集中治療領域での早期リハビリテーションの確立や標準化は喫緊の課題である.

平成26年度より,日本集中治療医学会では,集中治療領域における早期リハビリテーションの内容や体制の標準化を進めることを目的に,「早期リハビリテーション検討委員会」が組織され,早期リハビリテーションの手順を示す手引きとして『早期リハビリテーション〜根拠に基づいたエキスパートコンセンサス〜』を作成することになった.

このエキスパートコンセンサスはあくまでも最も標準的な治療指針であり,実際の診療行為を強制するものではない.また,リハビリテーションの内容は最終的には施設の状況や個々の患者の状況に応じて決定されていくべきであるが,経験の浅い医療スタッフが多い施設や,集中治療室で早期リハビリテーションを積極的に実施していない施設において,大いに参考になるマニュアルとなることが期待される.

※本書はエキスパートコンセンサスのエッセンスを凝縮させたものであり,クリニカルクエスチョンを各ページに見やすく配置したダイジェスト版である.ダイジェスト版の発刊にあたり,本文の読みやすさを考慮して文献を巻末にまとめて掲載している.

Ⅱ 方法

　早期リハビリテーションの扱う範疇は広大で，すべてを扱うことは困難であるとの判断から，本エキスパートコンセンサスではリハビリテーションの中心的介入方法のひとつである「早期離床と早期からの積極的な運動」をメインに扱うこととし，「早期離床と早期からの積極的な運動」の効果や禁忌，開始基準・中止基準を中心にまとめることとした．特にこの場合の早期からの積極的な運動とは，関節可動域の拡大を目的とした他動運動ではなく，離床や ADL 拡大に向けたベッド上での積極的な運動を意図している．

　ワーキンググループごとに，系統的に文献を検索，収集，評価しエキスパートコンセンサスの作成を行った．本エキスパートコンセンサスは，最終的には臨床研究論文からの根拠（エビデンス）だけでなく，委員会の専門家の意見を加えて作成された．

　文献検索法は，原則的に 2000 〜 2015 年に出版された研究論文を対象に PubMed, MEDLINE, Cochrane Database of Systematic Reviews, 医中誌などから系統網羅的に検索した．ただし，当該分野で極めて重要な論文は，2000 年以前のものでも採用するのを妨げなかった．また，2016 年以降新たに発表されたランダム化比較試験（randomized controlled trial: RCT）の報告は採用した．

　論文の選択は，原則として RCT または RCT のメタ解析を参考としたが，RCT が限られているものはそれ以外の論文も参考にした．特に，「Ⅳ. 早期リハビリテーションの効果について」，「Ⅴ. 早期リハビリテーションの禁忌，開始基準・中止基準について」の論文検索は，『Minds 診療ガイドライン作成の手引き 2014』[1]を参考に，検索の履歴を明らかにして進めた．なお，作成，執筆にあたっては，相互査読を採り入れ，個人の考えに偏った内容にならないように細心の注意を払った．

　本エキスパートコンセンサスでは，エビデンスレベルのランク付けをしないことにした．これは日本人患者を対象とした対する質の高いエビデンスを集めることは困難であることが主な理由である．また，本エキスパートコンセンサスは，エビデンスレベルのランク付けをすること以上に，早期リハビリテーションの現状をクリニカルクエスチョン（clinical question, CQ）ごとにまとめ，さらなるエビデンス構築が必要であることをあらためて認識すること，そのなかで新たなリサーチクエスチョンの誕生を期待し，集中治療領域における早期リハビリテーションの内容や体制の標準化に向けた第一歩を踏み出すことが大きな目的であるからである．

Ⅲ 早期リハビリテーションの定義について

> 早期リハビリテーションとは「疾患の新規発症，手術または急性増悪から48時間以内に開始される運動機能，呼吸機能，摂食嚥下機能，消化吸収機能，排泄機能，睡眠機能，免疫機能，精神機能，認知機能などの各種機能の維持，改善，再獲得を支援する一連の手段」のことである．

1．リハビリテーションの定義，目的について

世界保健機構（World Health Organization: WHO）[1]によると，リハビリテーションは「環境との相互作用に最適な機能を維持したり獲得するために，障害を経験したり，または経験する可能性がある人々を支援する一連の手段」と定義されている．

これまでも，リハビリテーションでは運動機能が優先されてきたことから，「早期リハビリテーション」＝「発症や手術後早期から行われる運動や理学療法」とのイメージが強いと思われる．欧米では，「early mobilization」，「early mobility and exercise」と表現される「発症や手術後早期から行われる運動や理学療法」は，ベッド上から行われる他動運動，自動介助運動，自動運動，頭を挙上したヘッドアップ座位，端座位や立位での重力負荷やバランス練習，起立，歩行の再教育などの運動プログラム[※1]である[2,3]．一方，前出のリハビリテーションの本来の意味（定義）を鑑みると，このような段階的に行われる運動に限らず，呼吸機能，摂食嚥下機能，消化吸収機能，排泄機能，睡眠機能，免疫機能，精神機能，認知機能などさまざまな機能を維持，改善，再獲得するための多様な取り組みを早期から行うことが「早期リハビリテーション」といえる．

2．早期とは

欧米では，early mobilization（早期運動）は2～5日以内に行われる身体活動とされている[2,3]．6日以上経過している患者を対象として，early mobilizationとして報告しているものもあるが，不動による筋の変性や筋量の減少が，疾患の新規発症，手術または急性増悪から48時間以内に始まり[4]，2～3週間のうちに最大となる[5]ことを考慮すると，「早期」とするからには，疾患の新規発症，手術または急性増悪から48時間以内には開始し，その後，2～3週間は運動介入を強化するべきと解釈できる．

[※1] わが国で頻用される「離床」は，文字どおり「床（とこ）から離れる（leave the bed, out of bed）」ことであり，ベッドから離れて車椅子などに移ることを意味する．そのため，ベッド上での運動やヘッドアップ，端座位などとは分けて表現する必要がある．

Ⅳ 早期リハビリテーションの効果について

CQ 4-1

早期離床や早期からの積極的な運動は退院時や退室時の日常生活動作（activities of daily living: ADL）再獲得に効果があるか？

A
» 早期離床や早期からの積極的な運動により退院時の Barthel Index および機能的自立度が有意に改善する．
» 退室時における ADL 再獲得における報告は少なく，今後も検証が必要である．

解説

1．退院時の ADL

早期離床や早期からの積極的な運動が退院時の ADL 再獲得に及ぼす効果について，Schweickert ら[1]の研究ではコントロール群（プライマリケアチームによる標準的ケア）と比較して，早期離床や早期からの積極的な運動介入群（鎮静中断，四肢自動他動運動，早期 ADL トレーニング）では，退室時の ADL に差は認められなかったものの，退院時の Barthel Index が有意に改善し，退院時の機能的自立度が有意に改善したことが報告されている．ADL 再獲得につながる身体機能についても，早期離床や早期からの積極的な運動により，退院時に改善することが報告[2-5]されている．

2．退室時の ADL

一方で，退室時の ADL 再獲得について，Barthel Index および機能的自立度評価表（Functional Independence Measure: FIM）により評価した報告が少ない．早期離床や早期の運動の介入により，退室時の身体機能や基本動作を改善することが確認されつつあり[6-9]，今後さらなる検証が必要である．

CQ 4-2

挿管下人工呼吸患者の歩行練習を含めた運動療法は ADL 再獲得に効果があるか？

A » 挿管下人工呼吸患者に対して，早期から歩行を含めた運動療法を開始することは，歩行能力を改善する可能性があり，総じて基本的な ADL 再獲得に効果がある可能性がある．

解説

挿管下人工呼吸中の患者に対する歩行練習を含めた運動療法の効果についてのシステマティックレビュー[1-3]によると，その有効性に不明な点を指摘しながらも，挿管下人工呼吸中の運動療法は実現可能かつ安全であるとしている．また，身体機能への効果については，2編[4,5]のRCTから，歩行練習を含めた運動療法により身体機能（Barthel Index）の改善を認めている．

さらにChenら[6]によると，6週間運動療法介入後のFIMは運動療法介入群で開始時から6カ月後，12カ月後ともに改善し，対照群と比較して，運動療法介入群では12カ月後の生存率も高かったことから，長期的な運動療法の効果の持続が期待できるかもしれない．

早期から歩行を含めた運動療法を開始することは，歩行能力を改善する可能性があり[4-7]，総じて基本的な ADL 再獲得の可能性があるのかもしれない．

今後は，基本的な ADL（Basic ADL: BADL）[※2]のみならず手段的な ADL（Instrumental ADL: IADL）[※3]をも含めた検討が必要である．

[※2] BADL（Basic Activities of Daily Living，基本的日常生活動作）．食事，更衣，入浴，排泄，歩行，移動などの日常生活のなかの基本的な身体動作を意味する．
[※3] IADL（Instrumental Activities of Daily Living，手段的日常生活動作）．日常生活を送るうえで必要な動作のうち，BADLより複雑で高次な動作を意味する．例えば，買い物や炊事，洗濯，掃除などの家事や，外出して乗り物に乗ることなどが含まれる．

CQ 4-3

早期離床や早期からの積極的な運動はICU-AW（ICU-acquired weakness）を予防するか？

A
» 現時点では早期離床や早期からの積極的な運動がICU-AWの予防に有効であるとする科学的根拠は乏しい．
» ICU-AWを評価したうえでの検証が必要である．

解説

　これまで，早期離床や早期からの積極的な運動がICU-AWを予防しうる可能性があることについて言及された研究は複数存在するが，その多くは人工呼吸器装着期間やICU（集中治療室）在室日数などを評価したものであり，ICU-AWそのものを評価していない[1]．

　Medical Research Council（MRC）スコアを用いてICU-AWの予防を検討したSchweickertらのRCT[2]では，早期離床や早期からの積極的な運動の結果，MRCスコアに有意な差はなく，ICU-AWの罹患率も有意差は認められなかった．

　意思疎通が可能な患者に限定したICU退室時の解析[3]では，介入群でICU-AW発症が有意に減少したとしているが，intention-to-treat解析では統計学的有意差は認められていない．この研究においてはICU-AWは主要評価項目ではなく，サンプル数が適切でない可能性もある．

　以上より，現時点で早期離床や早期からの積極的な運動がICU-AWの予防に有効であるとする科学的根拠は乏しい．

CQ 4-4

早期離床や早期からの積極的な運動は，ICU-AW からの回復を促進するか？

A » 早期離床や早期からの積極的な運動が ICU-AW からの回復を促進するとする科学的根拠は乏しいが，臨床的には早期離床や早期からの積極的な運動により，筋力や ADL 能力が改善する症例は多く経験するため，ICU-AW を評価したうえでのさらなる検証が必要である．

解説

早期離床や早期からの積極的な運動による ICU-AW の改善効果を評価した RCT は 1 報のみである[1]．Yosef-Brauner ら[1]は，48 時間以上の人工呼吸器装着が予想され，MRC スコアが 48 点未満の患者を対象として，理学療法プロトコルを 1 日 1 回行う群と 1 日 2 回行う群を比較している．その結果，理学療法開始から 48 〜 72 時間後，MRC スコアや最大吸気圧（maximal inspiratory pressure; MIP）の変化量は 1 日 2 回行う群のほうが有意に改善していたと報告している．本研究はわずか 18 例の小規模なものであり，現時点で早期離床や早期からの積極的な運動が ICU-AW を改善することを支持する科学的根拠は乏しいといえる．

一方，経験的には早期離床や早期からの積極的な運動により，筋力や ADL 能力が改善する症例を多く経験する．これまでの報告のなかにも，診断がなされていなくても ICU-AW が含まれている可能性は高く，早期離床や早期からの積極的な運動の効果と ICU-AW 回復の関係は，ICU-AW を評価したうえでさらなる検証が必要である．

CQ 4-5

早期離床や早期からの積極的な運動は退院後の生活の質（quality of life: QOL）を改善するか？

A » 早期離床や早期からの積極的な運動が退院時の QOL については改善する可能性が示唆されている．しかしながら，退院 3 〜 12 カ月後の QOL を改善するという明確な根拠は今のところない．

解説

重症患者の生存率は飛躍的に改善しているものの，生存した患者の QOL は低いままであることが指摘されている[1]．6 分間歩行距離と QOL の身体的な項目とは，よく相関することが報告されている[2]．したがって，一般的には身体機能の改善は QOL の身体的な項目を改善すると考えられている．

しかしながら，現在のところ重症患者の早期離床や早期からの積極的な運動が，退院後の QOL にどのような影響を及ぼすのか言及した研究は少なく[3-4]，また数少ない研究結果において退院 3 〜 12 カ月後のフォローアップ時点で，QOL 全体得点および身体項目など各細項目においても介入の効果は認められていない[5-6]．したがって，早期離床や早期からの積極的な運動が退院後 3 〜 12 カ月を経過した患者の QOL を改善するという明確な根拠は今のところはない．

CQ 4-6

早期離床や早期からの積極的な運動は ICU 在室期間を短縮するか？ 在院日数を減らすか？

A » 早期離床や早期からの積極的な運動によって ICU 在室期間や在院日数は短縮する可能性がある．

解説

ICU 入室患者に対する早期離床や早期からの積極的な運動と，ICU 在室期間と在院日数の関係について，ICU 在室期間の短縮[1,2]や，ICU 在室期間と在院日数の両者の短縮が報告されている[3,4]．

Kayambu ら[5]は，5 編の RCT を解析し早期離床や早期からの積極的な運動により在院日数の有意な短縮を認め，さらに ICU 在室期間を比較した 6 編の RCT を解析し，運動実施により，ICU 在室期間の有意な短縮を認めたと報告している．

一方，2016 年に，急性呼吸不全患者に対して早期離床や早期からの積極的な運動を行っても在院日数および ICU 在室日数に有意差を認めなかったという報告が 2 編発表された[6,7]．

これまでに発表された論文数から，本委員会の見解として，早期離床や早期からの積極的な運動は ICU 在室日数のみならず在院日数も短縮する可能性があると考えるが，今後，わが国においてもより詳細な検証が必要である．

CQ 4-7

早期離床や早期からの積極的な運動は人工呼吸器離脱を促進するか？

 » 早期離床や早期からの積極的な運動は人工呼吸器離脱を促進する可能性がある．

解説

　Morris ら[1]は，早期離床や早期からの積極的な運動により，離床までの期間や ICU 在室期間および在院日数は短縮したものの，人工呼吸装着日数に有意差を認めなかったと報告している．しかし，RCT を行った Schweickert ら[2]は，早期離床や早期の運動により人工呼吸装着日数の短縮を認め，Kayambu ら[3]による離床や早期からの運動についてのシステマティックレビューでは，早期離床や早期の運動により 28 日間の人工呼吸器非装着日数の増加を認めた，と報告されている．

　したがって，本委員会では，早期離床や早期からの積極的な運動は，人工呼吸器離脱を促進する可能性があると判断する．

CQ 4-8

早期離床や早期からの積極的な運動は挿管下人工呼吸患者においても安全に実施しうるか？

A » ICU の挿管下人工呼吸患者に対する早期離床や早期からの積極的な運動は，セッションの中断，重篤な身体への悪影響や有害事象は極めて少なく，安全に実施可能である．

解説

　ICU における早期離床や早期からの積極的な運動は，一定の開始基準や実施プロトコルを設定することにより，その安全性が担保される[1-9]．また ICU 入室患者に対して，大腿・鼠径部にライン・チューブ類や治療用カテーテルが挿入し全身管理することも少なくない．座位，移乗，車椅子乗車や歩行の実施に有害事象の発生が懸念されるが，運動や離床に関連したカテーテル機能不全，抜去，出血，血腫形成，感染などの有害事象は認められず，これらは早期離床や早期からの積極的な運動の阻害因子となりえないことが示されている[10]．さらに近年では，体外式膜型人工肺（extracorporeal membrane oxygenation: ECMO）装着下での早期離床や運動の実施が観察研究やケースシリーズによって報告されている．しかし前向き RCT や大規模研究はなく，その実施には十分な検討が必要である[11-13]．

　ICU の挿管下人工呼吸患者に対する早期からの運動や離床の安全性は立証されているが[13, 14]，極めて少数であるものの，有害事象が存在することは明らかである．したがって，各実施スタッフが患者の病状を十分に把握し，十分なモニタリングやリスクの管理のもと，多職種チームやリハビリテーションチームなどの複数名の介入によって実施時の安全性を保証することが必須となる．

CQ 4-9

早期離床や早期からの積極的な運動は ICU-AD（ICU-acquired delirium）を改善させるのか？

A » 早期離床および早期からの運動は ICU-AD を改善させる可能性がある．

解説

ICU-AD は ICU-AW，人工呼吸管理，鎮静とならび ICU 予後悪化因子とされ，医原性のリスクとして捉えられている[1]．ABCDE バンドル[2]の適用にもとづく取り組みによる報告は多いが，早期離床や早期からの積極的な運動の単独介入がせん妄の改善に影響するかどうかの報告は少ない．

米国集中治療医学会による『ICU 成人患者の痛み・不穏・せん妄管理のための診療ガイドライン（Clinical Practice Guidelines for the Management of Pain, Agitation, and Delirium in Adult Patients in the Intensive Care Unit：PAD ガイドライン）』[3]および『日本版・集中治療室における成人重症患者に対する痛み・不穏・せん妄管理のための臨床ガイドライン（J-PAD ガイドライン）』[4]において，早期離床はせん妄の発現抑制と期間短縮に有効な非薬物療法として推奨されている．せん妄に対する早期離床の有用性を示した報告のなかで，Schweickert[5]らは ICU 入室中の人工呼吸管理されている患者 104 例において，日中の鎮静中断時の理学療法および作業療法介入の効果検証を行い，せん妄発症率の低下および罹患期間の短縮，人工呼吸器からの早期離脱，身体機能自立度向上などの効果を認めている．また，Needham[6]らも，16 施設において 4 日以上 ICU 入室した人工呼吸患者に早期離床の検討を行い，ベンゾジアゼピン系鎮静薬の投与量減少とせん妄罹患期間の減少を認めている．

これらの報告は，浅い鎮静管理（light sedation）の推奨および促進がなされた結果，その恩恵により早期離床および運動が可能となっているため，浅い鎮静管理によるせん妄抑制効果も否定できないことから，純粋に離床および運動の単独の効果として捉えることは難しく，解釈には十分な注意が必要である．

CQ 4-10

早期離床や早期からの積極的な運動は ICU-AD を予防するか？

A » 早期離床および早期からの積極的な運動は ICU-AD を予防する可能性がある．

解説

　CQ 4-9 の早期離床による ICU-AD の改善効果と同様，予防効果に関しても報告数は少ない[1-3]．これらの報告のなかにも，ICU-AD の発症率を低下する予防効果と，鎮静薬の投与量減少および罹患期間の短縮の改善効果が混在しており，どちらの意味としても捉えることができる．早期離床と ICU-AD 発症との直接的な直接的な因果関係に関しては科学的根拠を得るには至っておらず，今後，早期離床が重要な治療介入として有用性が見いだされるためには，エビデンスの構築に向けた継続的な臨床研究の蓄積が課題である．

CQ 4-11

適正な鎮痛鎮静プロトコルは早期離床や早期からの積極的な運動の効果を促進するか？

A
» 覚醒レベルを上げるような鎮痛鎮静プロトコルは，早期離床によい影響を及ぼす可能性がある．
» しかし，適正な鎮痛鎮静プロトコルが，早期離床や早期からの積極的な運動の効果を促進するかは現時点では不明である．

解説

早期離床や早期からの積極的な運動を実施する基準として，鎮痛と鎮静の評価スケールを用いての評価は必須である．

2014年のJ-PAD[1]の推奨で人工呼吸管理中は「毎日鎮静を中断する」あるいは「浅い鎮静深度を目標とする」プロトコルのいずれかをルーチンに用いることを推奨しており，早期離床によい影響を及ぼす可能性がある．また，手術後の鎮痛薬の投与方法として患者自己調節鎮痛法（patient-controlled analgesia: PCA）機能が付いたポンプを使用した場合，早期離床によい影響を及ぼす可能性がある[1]．しかし，適正な鎮痛鎮静プロトコルが，早期離床や早期からの積極的な運動の効果を促進するかを検証した論文はなく，その効果は現時点では不明である．

CQ 4-12

電気刺激療法は筋力低下を予防するか？

A » 集中治療領域での電気刺激療法は，筋力低下を予防するエビデンスが十分でない．

解説

　集中治療領域における電気刺激療法の効果に関する報告は，重症疾患患者[1-3]，敗血症患者[4-6]，人工呼吸器装着患者[7]などを対象に行われ，安全性や実施可能性についても報告されている[8-9]．

　集中治療領域での電気刺激療法の効果判定に用いられる指標や実施の時間や頻度，期間についてはばらつきが認められる．

　筋力に関する報告では，重症疾患患者を対象に電気刺激療法を行った群は対照群と比較してMRCスコアは高値であった[1-2]．しかし，これらの報告ではベースライン値が提示されておらず，バイアスが危惧される．さらに，Routsiらの報告を基としたコクラン・レビューでのIntention-to-treat解析ではICU-AW予防の効果は得られなかった[10]．また，人工呼吸管理患者を対象としたRCTでは，筋力はICUでの覚醒時，ICU退室時，退院時のいずれも2群間で有意差がなかった[4]．敗血症患者に対する一側下肢への電気刺激療法は，反対側下肢と比較して電気刺激療法側の下肢でMRCは高値であったが，筋厚に差はなかったとの報告もある[5]．

　筋厚や筋量ついて，電気刺激療法は筋厚の低下を予防するとの報告や[3]，電気刺激療法は入院14日目の筋量低下を予防したとの報告がある[7]．一方，敗血症患者に対して7日間の電気刺激療法は対照群と筋量の減少に差がないとする報告もある[6]．また，ICU入室患者を対象とした報告では，17日以内の短期入院では同群と比較して筋厚は変化しなかったとの報告がある[11]．筋量や筋厚は筋力の重要な規定因子であるが，電気刺激療法の筋量や筋厚へ及ぼす効果は一定の結論は得られていない．

　電気刺激療法の筋力低下に対する効果は，サンプル数が不足しており，一貫した結果が得られていない．また，効果的な電気刺激療法の設定についても結論は得られていない．電気刺激療法を通常ケアに追加することは，通常ケア単独と比較して筋力低下予防に有効となり得るが，実施には対象や期間などの考慮が必要で，さらなるエビデンスの蓄積が必要である．

CQ 4-13

呼吸理学療法は呼吸器合併症を予防するか？

A
» ICUで管理される急性呼吸不全に対する無気肺や肺炎などの呼吸器合併症の予防には，排痰法や呼吸練習を中心とした従来の呼吸理学療法のエビデンスは限られており，ルーチンな実施は控えるべきである．

» 呼吸器合併症の予防には，ポジショニングと早期離床を基本とし，呼吸器合併症のハイリスク患者を選別し，早期から積極的な肺リクルートメント効果の高い呼吸理学療法の導入が有効な可能性がある．

解説

　ICUにおける肺炎や無気肺などの呼吸器合併症の予防には，人工呼吸管理中の半座位（semi-recumbent position）や腹臥位（prone position），自動体位交換ベッド（kinetic bed）を用いた継続的な側臥位への体位変換，周術期を中心とした早期離床で有用性が示されている[1-7]．しかし，腹臥位管理では他の合併症を生じやすく，マンパワーを要するため予防的介入としての実施は少ない．酸素化や生命予後の改善を目指す重症急性呼吸窮迫症候群（acute respiratory distress syndrome: ARDS）の治療的介入として活用される[8]．一方，従来から呼吸理学療法として実施されてきた排痰法や呼吸練習では，呼吸器合併症の予防や改善効果に対する十分な科学的根拠は認められない[9-11]．また，インセンティブスパイロメトリや深呼吸練習についても，その有効性は示されず，これらのルーチンな実施は控えるべきである[12-14]．従来型の呼吸理学療法のなかにおいて，バッグ換気や人工呼吸器の一時的な設定変更によって排痰や肺リクルートメントを行う用手的および機械的肺過膨張は，集学的（multimodality）な呼吸理学療法をもってしても高いエビデンスは示されていない[11]．しかしながら，呼吸器合併症の予防効果や短期的な酸素化や肺コンプライアンスといった肺機能，画像所見の改善など良好な結果も散見され[15-19]，対象を十分に選別すれば有効な可能性がある．同様に，周術期や再挿管リスクの高い症例に対する抜管後の非侵襲的陽圧換気（noninvasive ventilation: NIV）や持続気道内陽圧（continuous positive airway pressure: CPAP）の活用では，その肺リクルートメント効果によって呼吸器合併症の頻度や再挿管率の低下に高いエビデンスが示されている[20-25]．

　以上の背景を考慮すると，ICUの急性呼吸不全患者における呼吸器合併症の予防には，ポジショニングと早期離床の実践を基本とすることが推奨される．そして，従来型の排痰法や呼吸練習を中心とした介入にとらわれず，呼吸器合併症を併発するハイリスク症例を選別し，肺リクルートメント効果の高いNIVやCPAPの積極的な導入を選択することも検討する．

CQ 4-14

呼吸理学療法は無気肺の予防と解除に有効か？

A
» 排痰や深吸気を中心とした従来型の呼吸理学療法は冠動脈バイパス術後や腹部手術後の無気肺の予防と解除に対して有効とはいえない．
» インセンティブスパイロメトリやPEP（positive expiratory pressure）マスクなどの補助具の使用は冠動脈バイパス術後や上腹部手術後の無気肺の予防および解除に対して有効とはいえない．
» 間欠的CPAP療法は腹部手術後の非挿管下の患者の無気肺の予防と解除に有効である．
» 挿管下人工呼吸管理中の患者においてMH（マニュアルハイパーインフレーション）は無気肺の予防と解除に有効であるかもしれない．

解説

呼吸管理中に生じた無気肺に対して理学療法が有効であったとするケースレポートは多く存在するが[1]，無気肺に対する理学療法の有効性を科学的に検討した報告は少ない．

排痰や呼吸練習を中心とした従来型の呼吸理学療法は一定の効果が得られておらず[2,3]無気肺の予防や解除のためにルーチンに用いることは各種ガイドラインにおいても推奨されていない[4-7]．

また補助器具の使用についても，インセンティブスパイロメトリは無気肺の予防と解除に対して十分な効果が得られておらず[8,9]，ルーチンにこれを使用することは既存の各種ガイドラインにおいても推奨されていない[5,6,10]．PEPマスクについてもルーチンの使用は推奨されていない[6]．わが国においては安藤らがICUまたはhigh care unit入室症例において理学療法の無気肺の予防・解除効果を検討しているが，有意な効果を見いだしていない[11]．以上より，排痰，呼吸練習，あるいは各種補助具を用いた従来的な呼吸理学療法はICU患者において無気肺の予防，解除において一般に有効でないと考えられる．

これに対し，マスクによる間欠的CPAP療法が無気肺の解除に対して有効である報告[12]は追試によっても確認され，メタアナリシスにおいても腹部外科手術後の無気肺の予防と解除に有効であることが確認されている[13,14]．

挿管下人工呼吸管理中の患者に対する呼吸理学療法の無気肺の予防，解除の効果については安藤らの検討で，ポジショニング，用手的肺過膨張と排痰，早期離床を実施した理学療法群で無気肺の発生数の減少と解除数の増加が報告されている[11]．いくつかの報告で挿管下人工呼吸管理中の患者においては用手的肺過膨張が無気肺の予防と解除に有効であることが示唆されたが[15,16]，報告数が少なくエビデンスとしてはまだ十分でないと考えられる．

CQ 4-15

人工呼吸器離脱プロトコルは人工呼吸器離脱を促進するか？

A » 人工呼吸器離脱プロトコルの使用により人工呼吸器離脱期間の短縮をすると考えられるが，スタッフやシステムによりその効果は限定される．

解説

　医師が自身の経験や知識に基づいて人工呼吸器からの離脱を進めるよりも，人工呼吸器離脱プロトコルを用いるほうが，人工呼吸器期間の短縮を図ることができる[1-8]ことが知られている．人工呼吸器離脱プロトコルには，大きく3つの要素が含まれおり，①人工呼吸離脱開始の基準，②自発呼吸トライアル（spontaneous breathing trial: SBT）開始と評価の基準，③抜管に際する注意がある[2-10]．

　わが国では，医師が専従しないICUや病棟での人工呼吸管理では離脱が大きく遅れるために，本学会を含める3学会が協同して人工呼吸器離脱プロトコルが作成された経緯がある[11]．

　一方，専門性の高い集中治療医が常駐するclosed ICUの場合[9]や，意識障害のある患者を対象にする場合[10, 12]では，プロトコルによる人工呼吸器離脱の有用性が示されていない．また，自動ウィーニング機能を用いた人工呼吸器離脱は，医師が離脱を図るよりも人工呼吸期間を短縮する可能性が示されているが[13-14]，closed-loop system自体が完璧なシステムではなく，離脱に不慣れな医療者が使用する際のトラブル対応が危惧されている．

CQ 4-16

腹臥位療法は急性呼吸窮迫症候群（acute respiratory distress syndrome: ARDS）患者の酸素化を改善するか？

A » ARDS患者に対する腹臥位療法は酸素化を改善する．しかし適応病態や介入方法にはさらなる検討が必要である．

解説

　ARDSを対象とした腹臥位療法についてのシステマティックレビュー[1-4]では，腹臥位療法によって一定の酸素化改善を認め，酸素化改善については臨床的に意味があるとしている．さらに，酸素化の効果は腹臥位開始後1時間に効果が高いとしている[2-3]．

　腹臥位療法で改善を認めたのは対象の64～86%[5-7]で，腹臥位保持時間の長さと酸素化改善の割合に比例関係はない．また，腹臥位療法と酸素化について検討した研究[8-10]において，酸素化が改善した群では，呼吸器系（肺，胸壁）のコンプライアンスが高く，酸素化が改善しなかった群ではCT所見で心臓後面の肺野にコンソリデーション（下側肺障害）を認めた．さらに，酸素化が改善した群では腹臥位療法終了後に仰臥位に戻しても，その効果が持続したとの報告[2, 5, 6]もある．

　腹臥位の方法に関する検討では，一酸化窒素（nitric oxide: NO）吸入[11]や頭部挙上[12]，プラトー圧を28～30cmH$_2$Oに抑える肺保護[13]を併用することで，より酸素化改善を認めたとの報告がある．腹臥位療法は，重症ARDSに主に適応されており，今後，病態ごとの検討や介入方法にはさらなる検討が必要である．

CQ 4-17

早期からの口腔ケアや摂食嚥下練習は誤嚥性肺炎を予防できるか？（挿管中，抜管後）

A » 気管挿管中のクロルヘキシジン（chlorhexidine）による口腔ケアが人工呼吸器関連肺炎（ventilator-associated pneumonia: VAP）を有意に減少するエビデンスがあるが，歯磨きの併用の有無による相違は示されていない．また，気管チューブ抜管後においては早期経口摂食嚥下練習についての肺炎予防効果は不明である．

解説

早期からの口腔および嚥下機能への介入が，誤嚥性肺炎の予防手段として期待されている．これには，挿管中からのクロルヘキシジンによる口腔内洗浄や歯磨きなどの口腔ケア，抜管後早期からの摂食嚥下練習があるが，その科学的エビデンスの強さは十分ではない．口腔ケアに関しては，クロルヘキシジンによる口腔内洗浄が VAP 発症の確率を 40% 減少させることが示されているが[1]，歯磨きとの併用についての有効性は示されていない．摂食嚥下練習が誤嚥性肺炎の発症予防に有効であるとするエビデンスも示されてない．

しかし，早期からの摂食嚥下練習を行うことによって，対象者の摂食嚥下機能を評価する機会も得られる．また，経口摂食が可能となるためにも不可欠な介入であると考えられる．

CQ 4-18

ICUにおける早期離床や早期からの積極的な運動は安全か？

A » ICUにおける早期離床や早期からの積極的な運動による有害事象の発生頻度は低い．早期離床や早期からの積極的な運動の開始前に患者の問題点を評価し，安全の確保と治療効果を判定するために適切なモニタリングが必須である．

解説

　ICUにおける早期離床や早期からの積極的な運動に起因する有害事象の発生頻度は，人工呼吸中や血液浄化治療中においても0〜3%以下であり，新たな治療を要する合併症は稀で，他動運動による有害事象の発生頻度は0.2%と非常に低かったと報告している[1-5]．

　2014年にHodgsonら[6]による自動運動の安全基準に関するエキスパートコンセンサスでは，低用量の循環作動薬投与で血圧が保てる場合であれば自動運動による有害事象の発生は低いとしている．また，ECMOやIABP管理中においてもベッド上の運動に関してのみ有害事象の発生は低いとしている．持続腎代替療法（大腿静脈のカテーテルも含む）に関してはベッド上だけでなく，ベッド外においても自動運動による有害事象の発生は低いとしている．

　早期リハビリテーション実施の障害として患者の状態，鎮静の状態，運動に関わるスタッフ数，潜在的危険に対して予防的に対応するICU文化が挙げられている[5,7]．安全に運動を実施するためには患者の不安を除去し，運動の必要性に関する理解・同意を得ることが重要である[7]．また離床や運動の際，突発的な動きや患者自らの計画外抜管を防ぐため，RASS（Richmond Agitation Sedation Scale）やCAM-ICU（Confusion Assessment Method for the Intensive Care Unit）を用いての鎮静，せん妄の評価が重要である．

早期リハビリテーションの禁忌，開始基準・中止基準について

CQ 5-1

ICU（集中治療室）における早期離床や早期からの積極的な運動の禁忌は？

» ICUにおける早期離床や早期からの積極的な運動の禁忌について，統一された基準はないが，各種臓器機能の改善と全身管理が最優先される場合には，集中治療室での早期離床や早期からの積極的な運動は禁忌となる．

» いくつかの先行論文を参考に，本エキスパートコンセンサスでは，わが国の現状を加味して，「ICUにおける早期離床や早期からの積極的な運動を原則行うべきでないと考えられるもの」を提案する．

解説

ICUには，重篤な状態に対して，集中的な全身管理を要する患者が入室している．各種臓器機能の改善と全身管理が最優先される場合には，早期離床や早期からの積極的な運動は禁忌といえる．

IABPや経皮的心肺補助（Percutaneous Cardio Pulmonary Support, PCPS）/ECMOなどの補助循環を必要とする場合の早期離床や早期からの積極的な運動の安全性についての質の高い科学的根拠は現時点ではない．本エキスパートコンセンサスでは，ベッド上での他動運動や動かせる範囲の自動運動を禁忌とはしないが，原則，IABPやPCPS/ECMO（特にVA-ECMO veno-arterial）装着下での早期離床は「禁忌」に該当する扱いとした．同様に，ベッド上で体を起こすなどの早期からの積極的な運動においてもICUの多職種のスタッフ間でリスクよりもメリットが十分にあると包括的に判断できる場合以外は見合わせることがよいと考える．一方，ECMOのなかでもVV-ECMO（veno-venous ECMO）装着下での，ベッド上で体を起こすなどの早期からの積極的な運動や早期離床については，トレーニングされたチームによる高度な管理下で慎重に行うことを妨げない．

腎代替療法のブラッドアクセスカテーテルおよび動脈/静脈ラインに関して，早期離床や早期からの積極的な運動の際に重篤なイベントを引き起こす可能性は少ない[1]．

ICU入室中は基礎疾患の病状が急激に変化する場合もあり，集中治療自体も刻々と変化するため，早期離床や早期からの積極的な運動の実施は慎重に判断する必要がある[2]．ICUで早期離床や早期からの積極的な運動を原則行うべきでないと考えられる場合を**表1**に示す．

Ⅴ 早期リハビリテーションの禁忌，開始基準・中止基準について

表1 ICU で早期離床や早期からの積極的な運動を原則行うべきでないと考えられる場合

①担当医の許可がない場合
②過度に興奮して必要な安静や従命行為が得られない場合（RASS ≧ 2）
③運動に協力の得られない重篤な覚醒障害（RASS ≦ − 3）
④不安定な循環動態で，IABP などの補助循環を必要とする場合
⑤強心昇圧薬を大量に投与しても，血圧が低すぎる場合
⑥体位を変えただけで血圧が大きく変動する場合
⑦切迫破裂の危険性がある未治療の動脈瘤がある場合
⑧コントロール不良の疼痛がある場合
⑨コントロール不良の頭蓋内圧亢進（≧ 20mmHg）がある場合
⑩頭部損傷や頸部損傷の不安定期
⑪固定の悪い骨折がある場合
⑫活動性出血がある場合
⑬カテーテルや点滴ラインの固定が不十分な場合や十分な長さが確保できない場合で，早期離床や早期からの積極的な運動により事故抜去が生じる可能性が高い場合
⑭離床に際し，安全性を確保するためのスタッフが揃わないとき
⑮本人または家族の同意が得られない場合

CQ 5-2

ICU での早期離床や早期からの積極的な運動の開始基準は？

A
» 病状の好転や安定化に併せて各種臓器機能が改善傾向にあり，生命の危機から脱したことが確認された後に，早期離床や早期からの積極的な運動は開始される．その際に，担当医の許可は必須である．

» いくつかの先行論文を参考に，本エキスパートコンセンサスでは，わが国の現状を加味して，「早期離床や早期からの積極的な運動の開始基準」を提案する．

解説

いくつかの先行論文を参考に，わが国の現状を加味して，「早期離床や早期からの積極的な運動の開始基準」を提案する（**表2**）．

基礎疾患や病態によっては，本エキスパートコンセンサスで提示した呼吸，循環代謝の機能不全を示す病態以外にも，早期離床や早期からの積極的な運動の禁忌に該当する病態が存在することもあり，主治医への確認を忘れてはならない．このような基準を遵守して実施した場合，救命処置や集中治療の変更を要するほどの重篤な有害事象が生じる可能性は低いとされる[1-7]．しかし，早期離床や早期からの積極的な運動の開始基準に該当しても，呼吸回数，酸素飽和度，心拍数および血圧などを常に観察する必要がある[8]．

表2 早期離床や早期からの積極的な運動の開始基準

	指標	基準値
意識	Richmond Agitation Sedation Scale (RASS)	$-2 \leq$ RASS ≤ 1 30分以内に鎮静が必要であった不穏はない
疼痛	自己申告可能な場合 Numeric rating scale（NRS）もしくはVisual analogue scale（VAS） 自己申告不能な場合 Behavioral pain scale（BPS）もしくはCritical-Care Pain Observation Tool（CPOT）	NRS ≤ 3　もしくは　VAS ≤ 3 BPS ≤ 5　もしくは　CPOT ≤ 2
呼吸	呼吸回数（RR） 酸素飽和度（SaO_2）	< 35回/分が一定時間持続 $\geq 90\%$が一定時間持続
人工呼吸器	吸入酸素濃度（FIO_2） 呼気終末陽圧（PEEP）	< 0.6 $< 10 cmH_2O$
循環	心拍数（HR） 不整脈 虚血 平均血圧（MAP） ドパミンやノルアドレナリン投与量	HR：≥ 50拍/分 もしくは ≤ 120拍/分が一定時間持続 新たな重症不整脈の出現がない 新たな心筋虚血を示唆する心電図変化がない $\geq 65 mmHg$が一定時間持続 24時間以内に増量がない
その他	・ショックに対する治療が施され，病態が安定している． ・SATならびにSBTが行われている． ・出血傾向がない． ・動く時に危険となるラインがない． ・頭蓋内圧（ICP）$< 20 cmH_2O$． ・患者または患者家族の同意がある．	

元の血圧を加味すること．各数字については経験論的なところもあるのでさらに議論が必要である．

CQ 5-3

ICU での早期離床と早期からの積極的な運動の中止基準は？

A » ICU での早期離床と早期からの積極的な運動を目的とした早期リハビリテーションの報告では，多くが呼吸状態，循環動態，意識自覚症状の変化によって中止基準（進行基準）を設けている．それらの報告に示された基準はすべて経験的なものであり，その内容において概ね一致してはいるが，項目の立て方や個々の基準値については微妙な差異が認められる．

解説

本エキスパートコンセンサスでは，わが国における ICU での早期離床と早期からの積極的な運動の中止基準について，**表3** のように提案する．

集中治療領域で，人工呼吸器あるいは持続的腎代替療法（continuous renal replacement therapy, CRRT）や ECMO の管理下や内科外科の重症患者を対象とした早期離床と早期からの運動の多くの報告[1-12]で，呼吸状態と循環動態，意識自覚症状の変化によって中止基準を設けている．

ICU での早期離床と早期からの積極的な運動の中止基準の報告を比較すると，その基本的な考え方や基準の立て方には多くの共通点がみられるが，項目の立て方や個々の基準値の設定については微妙な差異も認められる．

Ⅴ 早期リハビリテーションの禁忌，開始基準・中止基準について

表3 ICUでの早期離床と早期からの積極的な運動の中止基準

カテゴリー	項目・指標	判定基準値あるいは状態	備考
全体像 神経系	反応 表情 意識 不穏 四肢の随意性 姿勢調節	明らかな反応不良状態の出現 苦悶表情，顔面蒼白・チアノーゼの出現 軽度以上の意識障害の出現 危険行動の出現 四肢脱力の出現 急速な介助量の増大 姿勢保持不能状態の出現 転倒	呼びかけに対して 傾眠，混迷の状態
自覚症状	呼吸困難 疲労感	突然の呼吸困難の訴え 努力呼吸の出現 耐えがたい疲労感 患者が中止を希望 苦痛の訴え	気胸，PTE[※4] 修正 Borg Scale 5〜8
呼吸器系	呼吸数 SpO$_2$ 呼吸パターン 人工呼吸器	＜5fpm または＞40fpm ＜88% 突然の吸気あるいは呼気努力の出現 不同調 バッキング	一過性の場合は除く 聴診など気道閉塞の所見も合わせて評価
循環器系	心拍数 心電図所見 血圧	運動開始後の心拍数減少や徐脈の出現 ＜40bpm または＞130bpm 新たに生じた調律異常 心筋虚血の疑い 収縮期血圧＞180mmHg 収縮期または拡張期血圧の20%低下 平均動脈圧＜65mmHg または＞110mmHg	一過性の場合を除く
デバイス	人工気道の状態 経鼻胃チューブ 中心静脈カテーテル 胸腔ドレーン 創部ドレーン 膀胱カテーテル	抜去の危険性（あるいは抜去）	
その他	患者の拒否 中止の訴え 活動性出血の示唆 術創の状態	ドレーン排液の性状 創部離開のリスク	

介入の完全中止あるいは，いったん中止して経過を観察，再開するかは患者の状態から検討，判断する．

[※4] PTE: pulmonary thromboembolism.

CQ 5-4

嚥下摂食リハビリテーションの開始基準は？

A » 嚥下摂食リハビリテーションの統一された開始基準はないが，嚥下機能評価により嚥下障害が認められた場合は，直ちに嚥下摂食リハビリテーションを開始するべきである．

解説

　嚥下摂食リハビリテーションの統一された開始基準はない．しかし，ICUの重症患者では高率に嚥下障害を合併し[1)]，嚥下障害は肺炎発症や再挿管，入院期間，自宅退院率，退院時の嚥下機能，経口摂取の有無，院内死亡率など予後と関連する[2)]．したがって，可及的早期に嚥下機能評価を行い，嚥下障害が認められた場合は，直ちに嚥下摂食リハビリテーションを開始することが推奨される．

　嚥下摂食リハビリテーションには大きく分けて摂食を行う直接訓練と基礎的な嚥下を促す間接訓練があるが，意識レベル Japan Coma Scale（JCS）2/3桁，発熱など全身状態不安定，呼吸状態不安定，唾液誤嚥の疑い，嚥下反射惹起不可能の場合，直接訓練は避ける．以下に，本エキスパートコンセンサスで提案する嚥下摂食リハビリテーションの開始基準を示す（**表4**）．

表4 嚥下摂食リハビリテーションの開始基準

① Richmond Agitation Sedation Scale（RASS）：$-1 \leq RASS \leq 1$
② 気管チューブが抜管されている．
③ 呼吸数＜35回/分
④ 平均血圧＞65mmHg
⑤ 発熱がなく全身状態が落ち着いている（体温＜38℃）．
⑥ 口腔内の湿潤・清潔が保たれている．

Ⅵ 早期リハビリテーションの体制について

CQ 6-1

ICU（集中治療室）での早期リハビリテーションのスタッフ構成について

A » 早期リハビリテーションを実施するチームのスタッフは医師，看護師，理学療法士，作業療法士，言語聴覚士を中心に構成され，患者の状況に応じて各科専門医，歯科医師，臨床工学技士，管理栄養士，薬剤師，歯科衛生士，臨床心理士，ソーシャルワーカーなどの専門職が追加される体制が望ましい．

　ICUでの早期リハビリテーションを安全かつ効果的に進めるためには多職種によるチームアプローチが必要不可欠である．早期離床や早期からの積極的な運動を円滑に進めるために運動機能以外にも，各種臓器機能，精神機能，嚥下機能などさまざまな機能に対する専門的知識と介入能力をもったスタッフが協働することでより質の高い早期リハビリテーションが実施可能となる．

　早期リハビリテーションを実施するチームの構成スタッフは主に医師，看護師，理学療法士，作業療法士，言語聴覚士で構成され，患者の状況に応じて各科専門医，臨床工学技士，管理栄養士，薬剤師，臨床心理士，ソーシャルワーカーなどの専門職が追加される体制が望ましい．

　さらに早期リハビリテーションを実施するチームには患者とその家族の関わりも重要である．家族の存在と支援は，患者の回復へのモチベーションを促進するために重要である．

　多職種のチームで関わるICUにおける早期リハビリテーションではさまざまな問題や障壁（バリア）[1]が存在している．これらのバリアを取り除くためには，「culture of mobilization（早期離床と早期からの運動の文化）」[2]を根付かせることが重要である．

CQ 6-2

ICUでの早期リハビリテーションにおける医師の役割について

A » ICUでの早期リハビリテーションにおける医師の役割には
1) 早期リハビリテーションの適応の判断
2) リハビリテーションの処方および実施計画書の作成
3) リハビリテーションのプランニング
4) リハビリテーション実施の支援
5) リハビリテーション実施中のリスク管理
6) リハビリテーションスタッフの適切な配置，育成と指導

がある．

1. 早期リハビリテーションの適応の判断

ICUに患者が入室した際に，集中治療医は速やかに患者情報の収集および状態評価を行い，担当医師とも討論し，早期リハビリテーションの適応についての判断を行う．

2. リハビリテーションの処方および実施計画書の作成

リハビリテーションの開始は可及的に速やかに実施すべきである．集中治療医あるいはリハビリテーション医がリハビリテーションの処方および実施計画書を必要時速やかに作成する体制をとることが望ましい．

3. リハビリテーションのプランニング

医師は，理学療法士をはじめベッドサイドのICUスタッフとともに毎日定期的に回診を行い，多職種でのカンファレンスを実施し，その都度の患者状態に合わせたリハビリテーションの指示を行うべきである．

4. リハビリテーション実施の支援

水分出納の管理，栄養管理，呼吸・循環管理，感染のコントロールなどは早期リハビリテーション実施の前提であり積極的な管理を行わなければならない．早期リハビリテーション医がリハビリテーションを受けもち，担当医師もしくは集中治療医が全身管理を実施するという分業スタイルは推奨されない．集中治療医は早期リハビリテーションを実施できる全身状態の安定化に努め，安全に実施できるか否かを判断しなければならない．過鎮静や不十分な鎮痛はリハビリテーションの遂行の妨げとなるため，集中治療医は十分な鎮痛と適切な鎮静深度のコントロールを常に心がけなければならない．同様に，人工呼吸器の設定はリハビリテーションの実施状況に合わせて積極的に調整し，また自発呼吸トライアルも積極的に実施しなければならない．

5. リハビリテーション実施中のリスク管理

重大な有害事象への対処はもちろんであるが，血圧の変動やルートトラブル等に対しても速やかに対処できる体制をもつべきである．また個々の患者のリスクを評価し，注意点を的確に実施スタッフに伝えることも重要である．

6. リハビリテーションスタッフの適切な配置，育成と指導

ICU でのリハビリテーションに必要な人員を配置し，その連携体制を構築することも医師の重要な役割のひとつである．

また, ICU スタッフの知識の習得を医師は積極的に支援しなければならない．

CQ 6-3

ICUでの早期リハビリテーションにおける看護師の役割について

A » ICUでの早期リハビリテーションにおける看護師の役割は，安全かつ効果的に早期リハビリテーションを行うための環境を整備し，患者の日常生活を支援することである．具体的には
1）適応の判断と準備を高める援助
2）患者教育と心理的援助
3）多職種連携の調整
4）安全性の配慮
5）早期リハビリテーションとしての日常生活行動の支援

である．

1．適応の判断と準備を高める援助

ICUに患者が入室した際に，看護師は速やかに病態や治療に対する患者の反応を継続的にモニタリングし，患者の生理学的変化を正しく観察した内容を，医師をはじめとしたチームで検討し，リハビリテーションの適応について判断する．スムーズなリハビリテーション導入のため，患者の鎮痛の程度・鎮静深度・せん妄の有無について正しく観察を行い，あらかじめ医師から指示された範囲内で鎮痛・鎮静薬の日内調節を行い，リハビリテーションを開始することができるよう援助する．また術後創痛やラインやドレーンの挿入痛への薬物的鎮痛介入を行うなどの準備性を高める援助が重要である．

2．患者教育と心理的援助

早期リハビリテーションに取り組むのは医療者ではなく患者自身である．このため，早期離床や早期リハビリテーションの意義や効果を十分に患者に説明し，患者の主体性を重視した関わりが求められる．看護師は患者に今後のリハビリテーションの見通しを説明することで，患者自身が主体的にリハビリテーションに取り組める支援が必要である．一方，術後の苦痛，呼吸困難感や全身倦怠感などを抱えながら，早期離床に取り組む患者を労い，励ますことができるのもベッドサイドにいる看護師の役割である．また，看護師は，早期離床やリハビリテーションの意義，効果，方法などを家族へ説明し，患者とその家族が目標を共有できるよう働きかける役割もある．

3．多職種連携の調整

看護師は患者の生活を支援するという立場から，患者にとって最適なリハビリテーションを多職種で実現させるための調整役を担う．看護師は，各職種間のハブ的役割[※5]を担い，情報とチームの目標を共有できるように働きかける．

患者にとって最適なリハビリテーションに向けた実施のタイミングについて，身体の状態だけでなく，安全性や効率性の考慮，患者の希望，検査や処置，ケア，薬剤コントロール，家族の面会時間，多職種の繁忙度や動きなども含めて総合的に判断しスケジュール調整を行う．

4. 安全性の配慮

　安全性への配慮とは1点目にリハビリテーションによるバイタルサインなどの有害事象の早期発見とその対応，2点目に早期リハビリテーションに伴うインシデントの発生予防である．急激な状態変化に備えて気道確保や補助換気の準備をしておく．看護師は，リハビリテーション実施前後には経時的なモニタリングを行い，さらに数値的な情報のみでなく，患者の表情や症状などの主観的情報を観察し，痛みの増強があるのか，呼吸困難感があるのかに関しても，その情報を収集し，評価をする．また，周辺環境の安全性の確保に努め，離床の際にはモニターを監視しながら患者を支えることができる位置に立つように心がける．

5. 早期リハビリテーションとしての日常生活動作支援

　早期リハビリテーション実施に際する看護師の役割は，負荷を伴う運動実施に留まらず，患者のニーズに応じた日常生活動作をも早期リハビリテーションの一部として支援することである．集中治療の場であっても患者の生活・療養の場であることを念頭におき，ベッドの高さ，テーブルや足台，ティッシュやごみ箱の配置などを調整する．日常生活に近い環境整備も必要である．

---

[5] チーム医療の情報の拠点や調整をする役割を担う人

CQ 6-4

ICU での早期リハビリテーションにおける理学療法士の役割について

A » ICU での早期リハビリテーションにおける理学療法士の役割には，
1） 身体機能改善に向けた運動療法や早期離床，ならびに合併症の予防
2） 具体的な運動プログラムの立案と実施の調整
3） 患者のアセスメント
4） 運動時のモニタリング
5） 効果のフィードバック

がある．

1．身体機能改善に向けた運動療法や早期離床，ならびに合併症の予防

ICU での理学療法士の役割は，身体機能改善に向けた運動療法や早期離床，ならびに合併症予防である．予防すべき合併症には，呼吸器合併症や，ICU 退室後も遷延する身体的・精神的機能障害である集中治療後症候群（post-intensive care syndrome: PICS）が含まれる[1, 2]．

2．具体的な運動プログラムの立案と実施の調整

ICU における早期からの離床や運動療法は，歩行獲得や在院日数の短縮，ならびに予後改善の効果があるとされ[3]，理学療法士は有効なプログラムの立案について中心的な役割を担う．ICU における早期離床は離床プロトコルに基づいて段階的に実施する[3]．実施の際は，患者介助のほか，人工呼吸器の回路管理や設定変更，ドレーンやモニター類の管理など，医師や看護師をはじめとする多職種の協力が必要であり，理学療法士は多職種の業務調整，動作補助に必要な物品など，安全かつ効率的な実施に向けた準備をする[4]．

理学療法士の重要な役割のひとつに，呼吸リハビリテーションに関連した役割がある．ハイリスク患者については ICU 退室前評価を行い，安全な退室が可能かどうかの判断資料を担当医に提供することも重要な役割である．

3．患者のアセスメント

運動の際には，運動を行えるのか，このまま続けられるのか，運動の適応や中止の判断以外にも，どれくらい運動負荷がかけられるのか，離床はどこまで進められるのかなど，負荷の決定や限界の予測についてのアセスメントも必要である．運動に関する専門職として，筋力や関節可動域などの運動機能をアセスメントし，その運動機能に合わせた安全で効率のよい動作を導くことが重要である[5]．

4. 運動時のモニタリング

理学療法士は，患者にどの程度の運動負荷が加わり，その許容量がどれくらいなのか，運動中の生体反応をモニタリングし，続けるか続けないかの判断と予測，中止を推し量る[6]．

5. 効果のフィードバック

よりよい早期リハビリテーションの構築のため，運動により得られた効果，介入時における患者の状態や反応，環境，使用薬剤などの妥当性についてフィードバックを行う．特に運動の効果をICU在室中に示すことは難しいため，関わった患者についてICU退室後や退院時，あるいは退院後の状態をICUにフィードバックすることが重要である[7]．

CQ 6-5

ICU での早期リハビリテーションにおける作業療法士の役割について

A » ICU での早期リハビリテーションにおける作業療法士の役割は，
1) 身体および精神機能障害の評価
2) 入室患者の日常生活の介助量を軽減し回復を促す
3) 退院後の日常生活機能を早期より予測し日常生活の回復を支援する

ことである．

1．身体および精神機能障害または心身機能の評価

ICU での作業療法士の役割は，早期からの応用動作能力の回復を促し，ADL の自立を促すこと[1]である．そのためには，身体および精神機能（意識機能，認知機能，高次脳機能・精神心理機能，せん妄など）の評価も重要である．

ICU における作業療法士の役割のひとつは，身体および精神機能障害の評価である．身体および精神機能障害の評価は覚醒度に応じて行う．患者の状態によって必要性があれば，早期より自助具の使用も検討する．その際，手指の巧緻性を含めた上肢機能の評価，さらに動作の順序・理解のための認知および理解力の評価を行う．

2．ICU における日常生活の介助量を軽減し回復を促す

ICU での作業療法士の役割は，合併症の予防と応用動作能力の低下を早期に発見し，最も適した作業療法の内容と種目，頻度などを検討することである[2]．特に早期からの上肢を使用する ADL 動作の自立を促すことも重要であり，ど患者の上肢機能をサポートする必要がある．

3．退院後の ADL を早期より予測し日常生活回復を支援する

ICU 入室中から退院後に必要となる生活動作のレベルを予測して，早期より公的サービス機関との調整や介護保険申請，転帰先の検討などが円滑に行われるよう多職種へ情報提供を行うことが作業療法士の重要な役割である．

CQ 6-6

ICU での早期リハビリテーションにおける言語聴覚士の役割について

A 》ICU での早期リハビリテーションにおける言語聴覚士の役割は，
1）人工気道による人工呼吸管理中のコミュニケーション手段の選択と獲得
2）コンサルテーションに基づく摂食嚥下機能の評価と治療介入
である．

1．人工呼吸管理中（離脱後も含め）のコミュニケーション手段の選択と獲得

　言語聴覚士の役割は人工気道による人工呼吸管理中（離脱後も含め）のコミュニケーション手段の選択と獲得がある．認知言語の評価と治療介入は，認知機能障害へのアプローチにも有用である可能性があり，作業療法士と協働での関与も検討されるべきである．

2．コンサルテーションに基づく摂食嚥下機能の評価と治療介入

　摂食嚥下機能の評価と治療においては，抜管後速やかに開始することが望ましい．具体的には，摂食嚥下障害のリスク因子の同定，スクリーニング，精査（嚥下内視鏡や嚥下造影）の必要性の検討に基づき，経口摂食練習あるいは食物を用いない間接的練習のプログラミングと評価である．これらの介入は，可及的早期から開始されることが望ましく，また ICU 退室後も継続してフォローする必要がある[1]．

CQ 6-7

セラピスト専従体制の効果について

A » セラピストの専従体制をICUに導入することで,
1) 円滑なスタッフ間コミュニケーションに基づいた「情報の共有化」と「業務の標準化」が可能となる
2) より早期から集中的なリハビリテーションが開始され,これによって患者の転帰が改善し,医療費も節約できる
3) 個々の専門性を生かした役割分担が可能となりチーム医療が推進する

などの効果が期待できる.

1.「情報の共有化」と「業務の標準化」のため

　早期リハビリテーションを安全かつ効果的,効率的に進めるためには,円滑なスタッフ間のコミュニケーションに基づいた「情報の共有化」と「業務の標準化」が不可欠である[1].それを実践するひとつの手段として,理学療法士をはじめとするセラピストのICU専従化がある.専従セラピストを病棟に配置することのメリットは,他職種とのコミュニケーションが円滑に行えることにある.

　また,患者がICU退出時に今までの病態・治療経過を一般病棟の担当セラピストに申し送りすることで,リハビリテーションスタッフ間での情報共有と伝達が円滑になる.これらの情報をもとに,他のセラピストとリハビリテーションプログラムの検討や方針の統一などを行うことで業務の標準化も可能となる.この「情報の共有化」と「業務の標準化」を行えるという点が,専従セラピストを配置する最大のメリットである.

2. より早期から集中的なリハビリテーションが開始され,これによって患者の転帰が改善し,医療費も節約できる

　セラピストを専従体制にすることにより,より早期から集中的なリハビリテーションが可能となり,患者の予後改善にも寄与する可能性がある.「専任の理学療法士,作業療法士を含めたICUチームを作ることによって,ICU入室中に鎮静剤を投与された患者の割合の減少,ICU内でのせん妄減少,身体機能や運動能力の改善,ICU在室日数の短縮が得られた」[2],「medical-surgical ICUに専任理学療法士を配置することで,ICU在室日数が2日減少し,歩いて自宅退院できた患者が55％から77％へと増加した」[3],「早期リハビリテーションの導入により,医療費の節約が得られた」[4]などの報告があり,医療経済的観点からもセラピストの専従体制は有用である.

3. 個々の専門性を生かした役割分担が可能となり，チーム医療が推進

　ICU の多職種協働連携の中に専従セラピストが入ると，安全かつ確実にチーム医療として患者の早期離床を行うことができる．個々の専門性を生かした「リハビリテーションの実施」をキーワードとした多職種間連携の強化が可能となり，チーム医療が推進される．

4. 専従制度を導入した急性期病院の一例

　近年，全国的に ICU に専従セラピストを配置する病院が増加している[5]．専従セラピスト配置後は，リハビリテーション介入患者の合併症の減少，在院日数の短縮，退院時 ADL の向上といった効果が得られ，さらに医療経済的にも在院日数の短縮や在宅復帰率の向上といった変化がみられている．

CQ 6-8

リハビリテーションカンファレンスについて

A » 定期的にリハビリテーションカンファレンスを開催し，各科・各職種間で患者に関する情報を共有，方針を明確に決定することが重要である．1日1回はリハビリテーションについての項目を挙げて議論することが必要であり，ICUに関わるリハビリテーションスタッフの参加は必須である．

1. カンファレンスの意義・目的

厚生労働省[1]によると，ICU内での情報共有と標準化のための対策として「各科・各職種間での治療・看護方針を決定し共有するために，定期的に（少なくとも1日に1回）カンファレンスを開催し，各科・各職種間で患者に関する情報を共有，治療・看護方針を明確に決定すること」としている．早期リハビリテーションにおけるカンファレンスの目的も，各職種が多面的に患者の状態評価や情報共有，意見交換を行うことで介入目標を明確化し，早期に質の高いリハビリテーションを実施することである．

2. カンファレンスの実際

カンファレンスは，医師や看護師を中心とした全体カンファレンスや，毎朝ベッドサイドを回診しながら行われる短時間のカンファレンス，リハビリテーションに特化した情報の共有や協議を行うためのリハビリテーションカンファレンスなどが行われており，目的や参加職種はさまざまである（**表5**）．短時間のカンファレンスでもよいので，1日1回は多職種でリハビリテーションについて議論をすることが必要である．リハビリテーションカンファレンスでの確認事項・協議内容は，全身状態や治療内容，今後の治療方針についての確認，身体機能や精神機能の評価，リハビリテーションプログラムなどである（**表6**）．

表5 実際のカンファレンス例

	目 的	参加職種
全体カンファレンス	全身状態の把握，治療方針の決定	医師，看護師，薬剤師，臨床工学技士，理学療法士，作業療法士，言語聴覚士，管理栄養士，医療ソーシャルワーカー
ラウンドカンファレンス	各勤務帯の申し送り 当日の検査・治療の確認	
リハビリテーションカンファレンス	全身状態，身体・精神機能の把握 安静度の確認 目標設定，実施計画の立案	医師，看護師，理学療法士，作業療法士，言語聴覚士

Ⅵ 早期リハビリテーションの体制について

表6 リハビリテーションカンファレンスでの確認事項・協議内容

基本的事項	全身状態，今後の治療方針
治療内容	呼吸・循環管理，鎮静，鎮痛，栄養療法，透析療法など
身体・精神機能	基本動作レベル，ADL，摂食嚥下機能，認知機能，せん妄の有無・程度と対策
リハビリテーションプログラム	プログラムの確認，離床進行状況，阻害因子の確認と是正，体位管理の状況，中止基準，ベッド周囲の環境調整
その他	介入時間の調整，新規症例の抽出

CQ 6-9
スタッフの教育・育成について

A » 早期リハビリテーションに関わる医療スタッフ教育は，治療戦略やケアに対して職種を超えて共通の認識を持ち，同じ専門用語を使用し，同じ方向性でリハビリテーションを行っていくためにも重要で，早期リハビリテーションを安全で効果的に実施するために必須である．

1．スタッフの教育と育成

ICUにおける早期リハビリテーションは，さまざまな医学的治療やケアが同時進行で行われるので，そこに介入するリハビリテーションスタッフも集中治療に関する基本的な医学的知識とケアの視点について一定の周辺知識を持ち合わせておく必要がある．集中治療に携わる多職種が相互に協力し，各専門家が他職種を教育するようなカリキュラム作りや教育体制の整備が必要である．さらに，実践的な場面を想定したシミュレーション教育やOJT（On the Job Training）の導入も効果的である．

【早期リハビリテーションに関連する学習項目の一例】

① ICUにおけるチーム医療と多職種協働の重要性の再確認
② 生体侵襲・敗血症の基本知識
③ 呼吸・循環のアセスメント
④ 生体モニター，ベッドサイドの医療機器の基礎知識
⑤ フィジカルアセスメント
⑥ ABCDEバンドル[1]と早期離床の位置づけ
⑦ 鎮痛・鎮静管理とせん妄の基礎知識（PADガイドライン[2]，J-PADガイドライン[3]）
⑧ 人工呼吸管理の基本と早期離脱（人工呼吸器離脱プロトコル[4]）
⑨ 呼吸理学療法，体位管理（腹臥位管理含む）
⑩ 急性期の栄養管理
⑪ Intensive Care Unit- Acquired Weakness: ICU-AW
⑫ ICU退室後の身体・認知・精神的問題（Post-Intensive Care Syndrome: PICS[5]）
⑬ ICUにおける安全管理と緊急対応

Ⅶ おわりに

　本エキスパートコンセンサスは，当初は「早期リハビリテーションガイドライン」という形式で検討されていたが，質の高い治療のエビデンスを集めることは困難であり，「エキスパートコンセンサス」に相当するとの考えから，『早期リハビリテーション〜根拠に基づいたエキスパートコンセンサス〜』としてまとめられた．

　本来リハビリテーションとは，「環境との相互作用に最適な機能を維持したり獲得するために，障害を経験したり，または経験する可能性がある人々を支援する一連の手段」（WHO）である．ゆえにその扱う範疇は広大で，すべての介入を本エキスパートコンセンサスで扱うことは困難であった．そのため，本エキスパートコンセンサスではリハビリテーションの中心的介入方法のひとつである「早期離床と早期からの積極的な運動」をメインに扱うこととしたが，もとより質の高い治療のエビデンスは少なく，ましてや日本人を対象とした独自の治療法の検証や，日本と欧米との違いについては検証できなかった．

　あくまで本エキスパートコンセンサスは，早期リハビリテーションの現状や最も標準的な治療指針をまとめたものである．ICUでの早期離床と積極的な運動の禁忌や開始基準，中止基準がまとめられたので，経験の浅い医療スタッフが多い施設や，ICUで早期リハビリテーションを積極的に実施していない施設において，集中治療領域における早期リハビリテーションの内容や体制の標準化に向けて参考にされることを期待している．この基準のもとで行われる「早期離床と早期からの積極的な運動」によって日本人患者を対象としたエビデンス構築が可能となり，国内の施設間の比較や医療制度の異なる欧米との比較も可能となる．

　今回，新たなリサーチクエスチョンも浮き彫りになった．例えば，開始基準や中止基準はまとめられたが，最適な運動量（運動強度×運動時間）については未解決なままある．本エキスパートコンセンサスがもととなりICUでのリハビリテーションについての研究活動が活性化されることが期待される．

　最後に，本エキスパートコンセンサス作成にあたりご協力いただいたすべての方に深謝いたします．

VIII 略語

ABCDE	ABCDE	awakening and breathing coordination of daily sedation and ventilator removal trials, choice of sedative or analgesic exposure, delirium monitoring and management, early mobility and exercise
ACBT	アクティブサイクル呼吸法	active cycle of breathing technique
ACCM		American College of Critical Care Medicine
ADL	日常生活動作	activities of daily living
ARDS	急性呼吸窮迫症候群	acute respiratory distress syndrome
BADL	基本的ADL	Basic ADL
CAM-ICU		Confusion Assessment Method for the Intensive Care Unit
CQ		clinical question
CRRT	持続的腎代替療法	continuous renal replacement therapy
ECMO	体外式膜型人工肺	extracorporeal membrane oxygenation
FIM	機能的自立度評価表	Functional Independence Measure
FSS-ICU		Functional Status Score for the ICU
IABP	大動脈内バルーンパンピング	intra-aortic balloon pumping
IADL	手段的ADL	Instrumental ADL
ICU	集中治療室	intensive care unit
ICU-AD		intensive care unit-acquired delirium
ICU-AW		intensive care unit-acquired weakness
MH	徒手的肺過膨張法	manual hyperinflation
MIP	最大吸気圧	maximal inspiratory pressure
MRC	MRCスコア	Medical Research Council
NIV	非侵襲的陽圧換気	noninvasive ventilation
NO	一酸化窒素	nitric oxide
RASS		Richmond Agitation-Sedation Scale
PCA	患者自己調節鎮痛法	patient-controlled analgesia
PCPS	経皮的心肺補助	Percutaneous Cardio Pulmonary Support
PEP	呼気陽圧	positive expiratory pressure
PICS	集中治療後症候群	post-intensive care syndrome
QOL	生活の質	quality of life
RCT	ランダム化比較試験	randomized controlled trial
ROM	関節可動域	range of motion
RR	相対危険度	relative risk
SBT	自発呼吸トライアル	spontaneous breathing trial
SF-36		Medical Outcomes Study 36-Item Short-Form Health Survey
SpO_2	経皮的酸素飽和度	Percutaneous oxygen saturation
VAP	人工呼吸器関連肺炎	ventilator-associated pneumonia
WHO	世界保健機構	World Health Organization

IX 利益相反の開示

著者	役員・顧問職	株	特許権使用料など	講演料など	原稿料など	研究費	奨学寄附金/奨励寄附金	寄付講座	その他報酬
高橋(哲)	－	－	－	－	あり	－	－	－	－
安藤	－	－	－	－	－	－	－	－	－
飯田	－	－	－	－	－	－	－	－	－
尾崎	－	－	－	あり	あり	－	－	－	あり
小幡	－	－	－	－	－	－	－	－	－
神津	－	－	－	－	－	－	－	－	－
小松	－	－	－	－	－	－	－	－	－
西田						あり	あり		
山下	－	－	－	－	－	－	－	－	－
有薗	－	－	－	－	－	－	－	－	－
岩田	－	－	－	－	－	－	－	－	－
卯野木	－	－	－	－	－	－	－	－	－
尾山	－	－	－	－	－	－	－	－	－
金井	－	－	－	－	－	－	－	－	－
栗山	－	－	－	－	－	－	－	－	－
齊藤	－	－	－	－	－	－	－	－	－
櫻本	－	－	－	－	－	－	－	－	－
笹沼	－	－	－	－	－	－	－	－	－
嶋先	－	－	－	－	－	－	－	－	－
高橋(正)	－	－	－	－	－	－	－	－	－
田代	－	－	－	－	－	－	－	－	－
野々山	－	－	－	－	－	－	－	－	－
花田	－	－	－	－	－	－	－	－	－
平澤	－	－	－	－	－	－	－	－	－
福家	－	－	－	－	－	－	－	－	－
松木	－	－	－	－	－	－	－	－	－
森沢	－	－	－	－	－	－	－	－	－
山田	－	－	－	－	－	－	－	－	－
横山	－	－	－	－	－	－	－	－	－
宇都宮	－	－	－	－	－	－	－	－	－

本エキスパートコンセンサスの策定にあたり，上記以外に開示すべき利益相反はない．

Ⅹ 著作権

　本エキスパートコンセンサスの著作権は一般社団法人日本集中治療医学会に帰属する．

文　献

I

1) Schweickert WD, et al: Early physical and occupational therapy in mechanically ventilated, critically ill patients: a randomised controlled trial. *Lancet*, 2009, 373(9678):1874-1882.
2) Barr J, et al: American College of Critical Care Medicine. Clinical practice guidelines for the management of pain, agitation, and delirium in adult patients in the intensive care unit. *Crit Care Med*, 2013, 41(1):263-306.
3) Morandi A, et al: Sedation, delirium and mechanical ventilation: the 'ABCDE' approach. *Curr Opin Crit Care*, 2011, 17(1):43-49.

II

1) 福井次矢・山口直人（監修）：Minds　診療ガイドライン作成の手引き2014．医学書院，2014．

III

1) World Health Organization: World report on disability: http://www.who.int/disabilities/world_report/2011/en/（2016年11月30日最終閲覧）
2) Hodgson CL, et al: Clinical review: early patient mobilization in the ICU. *Crit Care*. 2013, 17(1):207.
3) Cameron S, et al: Early mobilization in the critical care unit: A review of adult and pediatric literature. *J Crit Care*, 2015, 30(4):664-672.
4) Hermans G, et al: Clinical review: critical illness polyneuropathy and myopathy. *Crit Care*, 2008, 12:238.
5) Gruther W, et al: Muscle wasting in intensive care patients: ultra-sound observation of the M. quadriceps femoris muscle layer. *J Rehabil Med*, 2008, 40:185-189.

CQ 4-1

1) Schweickert WD, et al: Early physical and occupational therapy in mechanically ventilated, critically ill patients: a randomised controlled trial. *Lancet*, 2009, 373(9678):1874-1882.
2) Adler J, Malone D: Early Mobilization in the Intensive CareUnit: A Systematic Review. *Cardiopulm Phys Ther J*, 2012, 23:5-13.
3) Kayabu G, et al: Physical therapy for the critically ill in the ICU: a systematic review and meta-analysis. *Crit Care Med*, 2013, 41:1543-1554.
4) Li Z, et al: Active Mobilization for Mechanically Ventilated Patients: A Systematic Review. *Arch Phys Ther J*, 2013, 94:551-561.
5) Sommers J, et al: Physiotherapy in the intensive care unit:an evidence-based, expert driven, practical statement and rehabilitation recommendations. *Clin Rehabil*, 2015, 29:1051-1063.
6) Bailey P, et al: Early activity is feasible and safe in respiratory failure patients. *Crit Care Med*, 2007, 35:139-145.
7) Needham DM, et al: Early physical medicine and rehabilitation for patients with acute respiratory failure: a quality improvement project. *Arch Phys Med Rehabil*, 2010, 91:536-542.
8) Zanni JM, et al: Rehabilitation therapy and outcome in acute respiratory failure: An observational pilot project. *J Crit Care*, 2010, 25:254-262.
9) Balas MC, et al: Effectiveness and safety of the awakening and breathing coordination, delirium monitoring/management, and early exercise/mobility bundle. *Crit Care Med*, 2014, 41:1024-1036.

CQ 4-2

1) Li Z, et al: Active mobilization for mechanically ventilated patients: a systematic review. *Arch Phys Med Rehabil*, 2013, 94:551-561.
2) Stiller K: Physiotherapy in intensive care: an updated systematic review. *Chest*, 2013, 144:825-847.
3) Kayambu G, et al: Physical therapy for the critically ill in the ICU: a systematic review and meta-analysis. *Crit Care Med*, 2013, 41:1543-1554.
4) Schweickert WD, et al: Early physical and occupational therapy in mechanically ventilated, critically ill patients: a randomised controlled trial. *Lancet*, 2009, 373:1874-1882.
5) Chiang LL, et al: Effects of physical training on functional status in patients with prolonged mechanical ventilation. *Phys Ther*, 2006, 86:1271-1281.
6) Chen S, et al: Physical training is beneficial to functional status and survival in patients with prolonged mechanical ventilation. *J Formos Med Assoc*, 2011, 110:72-79.
7) Pahlman MC, et al: Feasibility of physical and ocuupational therapy beginning from initation of mechanical ventilation. *Crit Care Med*, 2010, 38(11):2089-2094.

CQ 4-3

1) Ydemann M, et al: Treatment of critical illness polyneuropathy and/or myopathy - a systematic review. *Dan Med J*, 2012, 59:A4511.
2) Schweickert WD, et al: Early physical and occupational therapy in mechanically ventilated, critically ill patients: a randomised controlled trial. *Lancet*, 2009, 373:1874-1882.
3) Hermans G, et al: Interventions for preventing critical illness polyneuropathy and critical illness myopathy. *Cochrane Database Syst Rev*, 2014, 1: CD006832.

CQ 4-4

1) Yosef-Brauner O, et al: Effect of physical therapy on muscle strength, respiratory muscles and functional parameters in patients with intensive care unit-acquired weakness. *Clin Respir J*, 2015, 9: 1-6.

CQ 4-5

1) Oeyen SG, et al: Quality of life after intensive care: a systematic review of the literature. *Crit Care Med*, 2010, 38:2386-2400.
2) Alison JA, et al: Repeatability of the six-minute walk test and relation to physical function in survivors of a critical illness. *Phys Ther*, 2012, 92:1556-1563.
3) Castro-Avila AC, et al: Effect of Early Rehabilitation during Intensive Care Unit Stay on Functional Status: Systematic Review and Meta-Analysis, *PloS one 10*, 2015, 10: e01304722.
4) Connolly B, et al: Exercise rehabilitation following intensive care unit discharge for recover from critical illness. *Cochrane database Syst Rev*, 2015, 6:Cd008632.
5) Denehy L, et al: Exercise rehabilitation for patients with critical illness: a randomized controlled trial with 12 months of follow-up. *Crit Care*, 2013,17:R156.
6) Brummel N, et al: Feasibility and safety of early combined cognitive and physical therapy for critically ill medical and surgical patients: the Activity and Cognitive Therapy in ICU (ACT-ICU) trial. *Intensive Care Med*, 2014, 40:370-379.

CQ 4-6

1) Moon MC, et al: Safety and efficacy of fast track in patients undergoing coronary artery bypass surgery. *J Card Surg*, 2001, 16:319-326.
2) Malkoç M, et al: The effect of physiotherapy on ventilatory dependency and the length of stay in an intensive care unit. *Int J Rehabil Res*, 2009, 32:85-88.
3) Morris PE, et al: Early intensive care unit mobility therapy in the treatment of acute respiratory failure. *Crit Care Med*, 2008, 36:2238-2243.
4) Muehling BM, et al: Prospective randomized controlled trial to evaluate "fast-track" elective open infrarenal aneurysm repair. *Langenbecks Arch Surg*, 2008, 393:281-287.
5) Kayambu G, et al: Physical therapy for the critically ill in the ICU: a systematic review and meta-analysis. *Crit Care Med*, 2013, 41:1543-1554.
6) Moss M, et al: A randomized trial of an intensive physical therapy program for patients with acute respiratory failure. *Am J Respir Crit Care Med*, 2016, 193:1101-1110.
7) Morris PE, et al: Standardized rehabilitation and hospital length of stay among patients with acute respiratory failure: a randomized clinical trial. *JAMA*, 2016, 315:2694-2702.

CQ 4-7

1) Morris PE, et al: Early intensive care unit mobility therapy in the treatment of acute respiratory failure. *Crit Care Med*, 2008, 36:2238-2243.
2) Schweickert WD, et al: Early physical and occupational therapy in mechanically ventilated, critically ill patients: a randomised controlled trial. *Lancet*, 2009, 373:1874-1882.
3) Kayambu G, et al: Physical therapy for the critically ill in the ICU: a systematic review and meta-analysis. *Crit Care Med*, 2013, 41:1543-1554.

CQ 4-8

1) Bailey P, et al: Early activity is feasible and safe in respiratory failure patients. *Crit Care Med*, 2007, 35:139-145.
2) Morris PE, et al: Early intensive care unit mobility therapy in the treatment of acute respiratory failure. *Crit Care Med*, 2008, 36:2238-2243.

3) Schweickert WD, et al: Early physical and occupational therapy in mechanincally ventilated, critically ill patients: a randomized controlled trial. *Lancet*, 2009, 373:1874-1882.
4) Burtin C, et al: Early exercise in critically ill patients enhances short-term functional recovery. *Crit Care Med*, 2009, 37:2499-2505.
5) Pohlman MC, et al: Feasibility of physical and occupational therapy beginning from initiation of mechanical ventilation. *Crit Care Med*, 2010, 38:2089-2094.
6) Needham DM, et al: Early physical medicine and rehabilitation for patients with acute respiratory failure: a quality improvement project. *Arch Phys Med Rehabil*, 2010, 91:536-542.
7) Bourdin G, et al: The feasibility of early physical activity in intensive care unit patients: a prospective observational one-center study. *Respir Care*, 2010, 55:400-407.
8) Balas MC, et al: Effectiveness and safety of the awakening and breathing coordination, delirium monitoring/management, and early exercise/mobility bundle. *Crit Care Med*, 2014, 42:1024-1036.
9) Sricharoenchai T, et al: Safety of physical therapy interventions in critically ill patients: a single-center prospective evaluation of 1110 intensive care unit admissions. *J Crit Care*, 2014, 29:395-400.
10) Damluji A, et al: Safety and feasibility of femoral catheters during physical rehabilitation in the intensive care unit. *J Crit Care*, 2013, 28:535.
11) Abrams D, et al: Early mobilization of patients receving extracorporeal membrane oxygenation: a retrospective cohort study. *Crit Care*, 2014, 27:R38.
12) Polastri M, et al: Physiotherapy for patients on awake extracorporeal membrane oxygenation: a systematic review. *Physiother Res Int*, 2016, 21:203-209.
13) Hudgson C, et al: Expert consensus and recommendations on safety criteria for active mobilization of mechanically ventilated critically ill adults. *Crit Care*, 2014, 18:658.
14) Nydahl P, et al: Complication related to early mobilization of mechanically ventilated patients on intensive care units. *Nurs Crit Care*, 2014, doi:10.1111/nicc.12134.

CQ 4-9
1) Kalabalik J, et al: Intensive care unit delirium: a review of the literature. *J Pharm Pract*, 2014, 27:195-207.
2) Vasilevskis EE, et al: Reducing iatrogenic risks: ICU-acquired delirium and weakness-crossing the quality chasm. *Chest*, 2010, 138:1224-1233.
3) Barr J, et al: American College of Critical Care Medicine. Clinical practice guidelines for the management of pain, agitation, and delirium in adult patients in the intensive care unit. *Crit Care Med*, 2013, 41:263-306.
4) 日本集中治療医学会 J-PAD ガイドライン作成委員会：日本版・集中治療室における成人重症患者に対する痛み・不穏・せん妄管理のための臨床ガイドライン，日集中医誌，2014，21:539-579.
5) Schweickert WD, et al: Early physical and occupational therapy in mechanically ventilated, critically ill patients: a randomised controlled trial. *Lancet*, 2009, 373:1874-1882.
6) Needham DM, et al: Early physical medicine and rehabilitation for patients with acute respiratory failure: a quality improvement project. *Arch Phys Med Rehabil*, 2010, 91:536-542.

CQ 4-10
1) Schweickert WD, et al: Early physical and occupational therapy in mechanically ventilated, critically ill patients: a randomised controlled trial. *Lancet*, 2009, 373:1874-1882.
2) Needham DM, et al: Early physical medicine and rehabilitation for patients with acute respiratory failure: a quality improvement project. *Arch Phys Med Rehabil*, 2010, 91:536-542.
3) Parry SM, et al: Functional electrical stimulation with cycling in the critically ill: a pilot case-matched control study. *J Crit Care*, 2014, 29: 695.e1-7. doi: 10.

CQ 4-11
1) 日本集中治療医学会 J-PAD ガイドライン作成委員会：日本版・集中治療室における成人重症患者に対する痛み・不穏・せん妄管理のための臨床ガイドライン．日集中医誌，2014，21:539-579.

CQ 4-12
1) Karatzanos E, et al: Electrical muscle stimulation: an effective form of exercise and early mobilization to preserve muscle strength in critically ill patients. *Crit Care Res Pract*, 2012, 2012:432752.
2) Routsi C, et al: Electrical muscle stimulation prevents critical illness polyneuromyopathy: a randomized parallel intervention trial. *Crit Care*, 2010, 14:R74.
3) Gerovasili V, et al: Electrical muscle stimulation preserves the muscle mass of critically ill patients: a randomized study. *Crit Care*, 2009, 13:R161.

4) Kho ME, et al: Neuromuscular electrical stimulation in mechanically ventilated patients: a randomized, sham-controlled pilot trial with blinded outcome assessment. *J Crit Care*, 2015, 30:32-39.
5) Rodriguez PO, et al: Muscle weakness in septic patients requiring mechanical ventilation: protective effect of transcutaneous neuromuscular electrical stimulation. *J Crit Care*, 2012, 27:319.e1-8.
6) Poulsen JB, et al: Effect of transcutaneous electrical muscle stimulation on muscle volume in patients with septic shock. *Crit Care Med*, 2011, 39:456-461.
7) Hirose T, et al: The effect of electrical muscle stimulation on the prevention of disuse muscle atrophy in patients with consciousness disturbance in the intensive care unit. *J Crit Care*, 2013, 28:536 e1-7.
8) Iwatsu K, et al: Feasibility of neuromuscular electrical stimulation immediately after cardiovascular surgery. *Arch Phys Med Rehabil*, 2015, 96:63-68.
9) Segers J, et al: Feasibility of neuromuscular electrical stimulation in critically ill patients. *J Crit Care*, 2014, 29:1082-1088.
10) Hermans G, et al: Interventions for preventing critical illness polyneuropathy and critical illness myopathy. *Cochrane Database Syst Rev*, 2014, 1: CD006832.
11) Gruther W, et al: Effects of neuromuscular electrical stimulation on muscle layer thickness of knee extensor muscles in intensive care unit patients: a pilot study. *J Rehabil Med*, 2010, 42:593-597.

CQ 4-13

1) Drakulovic MB, et al: Supine body position as a risk factor for nosocomial pneumonia in mechanically ventilated patients: a randomized trial: *Lancet*, 1999, 354:1851-1858.
2) Staudinger T, et al: Continuous lateral rotation therapy to prevent ventilator-associated pneumonia. *Crit Care Med*, 2010, 38:486-490.
3) Guerin C, et al: Effects of systematic prone positioning in hypoxic acute respiratory failure: a randomized controlled trial: *JAMA*, 2004, 292:2379-2387.
4) Beuret P, et al: Prone position as prevention of lung injury in comatose patients: a prospective, rando mized, controlled study. *Intensive Care Med*, 2002, 28:564-569.
5) Cassidy MR, et al: Reduction postoperative pulmonary complications with multidisciplinary patients care program. *JAMA Surg*, 2013, 148:740-745.
6) Haines KJ, et al: Association of postoperative pulmonary complications with delayed mobilization following major abdominal surgery: an observational cohort study. *Physiotherapy*, 2013, 99:119-125.
7) Wren SM, et al: Postoperative pneumonia prevention program for the inpatient surgical ward. *J Am Coll Surg*, 2010, 210:291-295.
8) Guerin C, et al: Prone positioning in severe acute respiratory distress syndrome. *N Engl J Med*, 2013, 368:2159-2168.
9) Andrews J, et al: Nonpharamacologic airway clearance techniques in hospitalized patients: a systematic review. *Resp Care*, 2013, 58:2160-2186.
10) Strickland SL, et al: AARC clinical practice guideline: effectiveness of nonpharamacologic airway clearance therapies in hospitalized patients. *Resp Care*, 2013, 58:2187-2193.
11) Stiller K: Physiotherapy in intensive care: an updated systematic review. *Chest*, 2013, 144:825-847.
12) do Nascimento Junior P, et al: Incentive spirometer for prevention of postoperative pulmonary complications in upper abdominal surgery. *Cochrane Detabase Syst Rev*, 2014, 2:CD006058.
13) Freitas ER, et al: Incentive spirometer for prevention of postoperative pulmonary complications after coronary artery bypass graft. *Cochrane Detabase Syst Rev*, 2012, 3:CD004466.
14) Pasquina P, et al: Respiratory physiotherapy to prevent pulmonary complications after abdominal surgery:a systematic review. *Chest*, 2006, 130:1887-1899.
15) Pattanshetty RB, et al: Effect of multimodality chest physiotherapy in prevention of ventilator-associated pneumonia: a randomized clinical trial. *Indian J Crit Care Med*, 2010, 14:70-76.
16) Patman S, et al: Physiotherapy dose not prevent, or hasten recovery from ventilator-associated pneumonia in patients with acquired brain injury. *Intensive Care Med*, 2009, 35:258-265.
17) 安藤守秀，他：急性期呼吸リハビリテーションの無気肺に関する予防・解除に対する効果．日本呼吸ケアリハ会誌，2010, 20:249-254.
18) Ntoumenopoulos G, et al: Chest physiotherapy for the prevention of ventilator-associated pneumonia. *Intensive Care Med*, 2002, 28:850-856.
19) Paulus F, et al: Benefits and risks of manual hyperinflation in intubated and mechanically ventilated intensive care unit patients: a systematic review. *Crit care*, 2012, 16:R145.
20) Ferreya GP, et al: Continuous positive airway pressure for treatment of respiratory complications after abdominal surgery: a systematic review and meta-analysis. *Ann Surg*, 2008, 247:617-626.
21) Zarbock A, et al: Prophylactic nasal continuous positive airway pressure following cardiac surgery protects from postoperative pulmonary complications: a prospective, randomized, controlled trial in 500 patients. *Chest*, 2009, 135:1252-1259.
22) Kindgen-Milles D, et al: Nasal-continuous positive airway pressure reduces pulmonary morbidity and length of

hospital stay following thoracoabdominal aortic surgery. *Chest*, 2005, 128:821-827.
23) Squadrone V, et al: Continuous positive airway pressure for treatment of postoperative hypoxemia: a randomized controlled trial: *JAMA*, 2005, 293:589-595.
24) Nava S, et al: Noninvasive ventilation to prevent to respiratoy failure after extubation in high-risk patients. *Crit Care Med*, 2005, 33:2465-2470.
25) Ferrer M, et al: Early noninvasive ventilation averts extubation failure in patients at risk: a randomized trial: *Am J Respir Crit Care Med*, 2006, 173:164-170.

CQ 4-14

1) Stiller K: Physiotherapy in intensive care: towards an evidence-based practice. *Chest*, 2000, 118:1801-1813.
2) Pasquina P, et al: Propylactic respiratory physiotherapy after cardiac surgery: systematic review. *BMJ*, 2003, 327: 1379-1385.
3) Pasquina P, et al: Respiratory physiotherapy to prevent pulmonary complications after abdominal surgery: a systematic review. *Chest*, 2006, 130:1887-1899.
4) Andrews J, et al: Nonpharmacologic airway clearance techniques in hospitalized patients: a systematic review. *Repir Care*, 2013, 58:2160-2186.
5) Strickland S, et al: AARC clinical practice guideline: effectiveness of nonpharmacologic airway clearance therapies in hospitalized patients. *Respir Care*, 2013, 58:2187-2193.
6) Branson RD: The scientific basis for postoperative respiratory care. *Respir Care*, 2013, 58:1974-1984.
7) Stiller K: Physiotherapy in intensive care: an updated systematic review. *Chest*, 2013, 144:825-847.
8) Feitas ER, et al: Incentive spiromotory for preventing pulmonary complications after coronary artery bypass graft. *Cochrane Database Sys Rev*, 2012, 9:CD004466.
9) do Naschiento Junior P, et al: Incentive spiromotory for prevention of postoperative pulmonary complications in upper abdominal surgery. *Cochrane Database Sys Rev*, 2014, 2:CD006058.
10) Restrepo R, et al: Incentive spirometry: 2011. *Respir Care*, 2011, 56:1600-1604.
11) 安藤守秀，他：急性期呼吸リハビリテーションの無気肺の予防・解除に対する効果．日呼ケアリハ会誌，2010, 20: 249-254.
12) Duncan SR, et al: Nasal continuous positive airway pressure in atelectasis. *Chest*, 1987, 92:621-624.
13) Ferreyra GP, et al: Continuous positive airway pressure for treatment of respiratory complications after abdominal surgery: a systematic review and meta-analysis. *Ann Surg*, 2008, 247:617-626.
14) Ireland CJ, et al: Continuous positive airway pressure (CPAP) during the postoperative period for prevention of postoperative morbidity and mortality following major abdominal surgery. *Cochrane Database Syst Rev*, 2014, 8:CD008930.
15) Maa AH, et al: Manual hyperinflation improves alveolar recruitment in difficult-to-wean patients. *Chest*, 2005, 128: 2714-2721.
16) Paulus F, et al: Manual hyperinflation partly prevents reductions of functional residual capacity in cardiac surgical patients- a randomized controlled trial: *Crit Care*, 2011, 15:R187.

CQ 4-15

1) Blackwood B, et al: Protocolized versus non-protocolized weaning for reducing the duration of mechanical ventilation in critically ill adult patients. *Cochrane Database Syst Rev*, 2014, 11:Cd006904.
2) Zhu B, et al: Effect of a quality improvement program on weaning from mechanical ventilation: a cluster randomized trial: *Intensive Care Med*, 2015, 41:1781-1790.
3) Roh JH, et al: A weaning protocol administered by critical care nurses for the weaning of patients from mechanical ventilation. *J Crit Care*, 2012, 27:549-555.
4) Piotto RF, et al: Effects of the use of mechanical ventilation weaning protocol in the Coronary Care Unit: randomized study. *Rev Bras Cir Cardiovasc*, 2011, 26:213-221.
5) Chaiwat O, et al: Protocol-directed vs. physician-directed weaning from ventilator in intra-abdominal surgical patients. *J Med Assoc Thai*, 2010, 93(8):930-936.
6) Hendrix H, et al: A randomized trial of automated versus conventional protocol-driven weaning from mechanical ventilation following coronary artery bypass surgery. *Eur J Cardiothorac Surg*, 2006, 29:957-963.
7) Simeone F, et al: Optimization of mechanical ventilation support following cardiac surgery. *J Cardiovasc Surg (Torino)*, 2002, 43:633-641.
8) Marelich GP, et al: Protocol weaning of mechanical ventilation in medical and surgical patients by respiratory care practitioners and nurses: effect on weaning time and incidence of ventilator-associated pneumonia. *Chest*, 2000, 118:459-467.
9) Krishnan JA, et al: A prospective, controlled trial of a protocol-based strategy to discontinue mechanical ventilation. *Am J Respir Crit Care Med*, 2004, 169:673-678.
10) Namen AM, et al: Predictors of successful extubation in neurosurgical patients. *Am J Respir Crit Care Med*, 2001, 163:658-664.

11) http://www.jsicm.org/pdf/kokyuki_ridatsu1503b.pdf（2016年11月30日最終閲覧）
12) Navalesi P, et al: Rate of reintubation in mechanically ventilated neurosurgical and neurologic patients: evaluation of a systematic approach to weaning and extubation. *Crit Care Med*, 2008, 36:2986-2992.
13) Rose L, et al: A randomised, controlled trial of conventional versus automated weaning from mechanical ventilation using SmartCare/PS. *Intensive Care Med*, 2008, 34:1788-1795.
14) Lellouche F, et al: A multicenter randomized trial of computer-driven protocolized weaning from mechanical ventilation. *Am J Respir Crit Care Med*, 2006, 174:894-900.

CQ 4-16

1) Dirkes S, et al: Prone positioning: is it safe and effective? *Crit Care Nurs Q*, 2012, 35:64-75.
2) Sud S, et al: Effect of mechanical ventilation in the prone position on clinical outcomes in patients with acute hypoxemic respiratory failure: a systematic review and meta-analysis. *CMAJ*, 2008, 178:1153-1161.
3) Sud S, et al: Prone ventilation reduces mortality in patients with acute respiratory failure and severe hypoxemia: systematic review and meta-analysis. *Intensive Care Med*, 2010, 36:585-599.
4) Bloomfield R, et al: Prone position for acute respiratory failure in adults (Review). *Cochrane Database Syat Rev*, 2015, 13: CD008095.
5) Rossetti HB, et al: Effects of prone position on the oxygenation of patients with acute respiratory distress syndrome. *Sao Paulo Med J*, 2006, 124:15-20.
6) Papazian L, et al: Is a short trial of prone positioning sufficient to predict the improvement in oxygenation in patients with acute respiratory distress syndrome? *Intensive Care Med*, 2001, 27:1044-1049.
7) Johannigman JA, et al: Prone positioning for acute respiratory distress syndrome in the surgical intensive care unit: who, when, and how long? *Surgery*, 2000, 128:708-716.
8) Lee DL, et al: Prone-position ventilation induces sustained improvement in oxygenation in patients with acute respiratory distress syndrome who have a large shunt. *Crit Care Med*, 2002, 30:1446-1452.
9) Pelosi P, et al: Pathophysiology of prone positioning in the healthy lung and in ALI/ARDS. *Minerva Anestesiol*, 2001, 67:238-247.
10) Papazian L, et al: Can the tomographic aspect characteristics of patients presenting with acute respiratory distress syndrome predict improvement in oxygenation-related response to the prone position? *Anesthesiology*, 2002, 97:599-607.
11) Johannigman et al: Prone positioning and inhaled nitric oxide: synergistic therapies for acute respiratory distress syndrome. *J Trauma*, 2001, 50:589-595.
12) Robak O, et al: Short-term effects of combining upright and prone positions in patients with ARDS: a prospective randomized study. *Crit Care*, 2011, 15:R230.
13) Jozwiak M, et al: Beneficial hemodynamic effects of prone positioning in patients with acute respiratory distress syndrome. *Am J Respir Crit Care Med*, 2013, 188:1428-1433.

CQ 4-17

1) Shi Z, et al: Oral hygiene care for critically ill patients to prevent ventilator-associated pneumonia. *Cochrane Database Syst Rev*, 2013, 8:CD008367.

CQ 4-18

1) Adler J, Malone D: Early mobilization in the intensive care unit: a systematic review. *Cardiopulm Phys Ther J*, 2012, 23:5-13.
2) Li Z, et al: Active mobilization for mechanically ventilated patients: a systematic review. *Arch Phys Med Rehabil*, 2013, 94:551-561.
3) Stiller K: Physiotherapy in intensive care: an updated systematic review. *Chest*, 2013 144:825-847.
4) Cameron S, et al: Early mobilization in the critical care unit: a review of adult and pediatric literature. *J Crit Care*, 2015, 30:664-672
5) Harrold ME, et al: Early mobilisation in intensive care units in Australia and Scotland: a prospective, observational cohort study examining mobilisation practises and barriers. *Crit Care*, 2015, 19:336.
6) Hodgson CL, et al: Expert consensus and recommendations on safety criteria for active mobilization of mechanically ventilated critically ill adults. *Crit Care*, 2014, 18:658.
7) Gosselink R, et al: Physiotherapy for adult patients with critical illness: recommendations of the European Respiratory Society and European Society of Intensive Care Medicine Task Force on Physiotherapy for Critically III Patients. *Intensive Care Med*, 2008, 34:1188-1199.

CQ 5-1
1) Perme C, et al: Safety and Efficacy of Mobility Interventions in Patients with Femoral Catheters in the ICU: A Prospective Observational Study. *Cardiopulm Phys Ther J*, 2013, 24:12-17.
2) Sommers J, et al: Physiotherapy in the intensive care unit: an evidence-based, expert driven, practical statement and rehabilitation recommendations. *Clin Rehabil*, 2015, 29:1051-1063.

CQ 5-2
1) Hodgson CL, et al: Expert consensus and recommendations on safety criteria for active mobilization of mechanically ventilated critically ill adults. *Crit Care*, 2014, 18:658.
2) Perme C, et al: Safety and Efficacy of Mobility Interventions in Patients with Femoral Catheters in the ICU: A Prospective Observational Study. *Cardiopulm Phys Ther J*, 2013, 24:12-17.
3) Bailey P, et al: Early activity is feasible and safe in respiratory failure patients. *Crit Care Med*, 2007, 35:139-145.
4) Schweickert WD, et al: Early physical and occupational therapy in mechanically ventilated, critically ill patients: a randomized controlled. *Lancet*, 2009, 373:1874-1882.
5) Pohlman MC, et al: Feasibility of physical and occupational therapy beginning from initiation of mechanical ventilation. *Crit Care Med*, 2010, 38:2089-2094.
6) Burtin C, et al: Early exercise in critically ill patients enhances short-term functional recovery. *Crit Care Med*, 2009, 37:2499-2505.
7) Adler J, Malone D: Early mobilization in the intensive care unit: a systematic review. *Cardiopulm Phys Ther J*, 2012, 23:5-13.
8) Balas MC, et al: Critical care nurse's role in implementing the "ABCDE bundle" into practice. *Crit Care Nurse*, 2012, 32:35-38, 40-47.

CQ 5-3
1) Adler J, Malone D: Early mobilization in the intensive care unit: a systematic review. *Cardiopulm Phys Ther J*, 2012, 23:5-13.
2) Hodgson C, et al: Expert consensus and recommendations on safety criteria for active mobilization of mechanically ventilated critically ill adults. *Critical Care*, 2014, 18:658.
3) Pohlman MC, et al: Feasibility of physical and occupational therapy beginning from initiation of mechanical ventilation. *Crit Care Med*, 2010, 38:2089–2094.
4) McWilliams D, et al: Enhancing rehabilitation of mechanically ventilated patients in the intensive care unit: a quality improvement project. *J Crit Care*, 2015, 30:13-18.
5) 有薗信一, 他：挿管人工呼吸患者の離床は呼吸循環動態を悪化させるか？ 日呼吸ケアリハ会誌, 2015, 25:1-6.
6) Nydahl P, et al: Complications related to early mobilization of mechanically ventilated patients on Intensive Care Units. *Nurs Crit Care*, 2014, 7: doi: 10.1111/nicc.12134.
7) Polastri M, et al: Physiotherapy for Patients on Awake Extracorporeal Membrane Oxygenation: A Systematic Review. *Physiother Res Int*. 2016, 21: 203-209.
8) Kalisch BJ, et al: Safety of mobilizing hospitalized adults: review of the literature. *J Nurs Care Qual*, 2013, 28:162-168.
9) Zomorodi M, et al: Developing a mobility protocol for early mobilization of patients in a surgical/trauma ICU. *Crit Care Res Pract*, 2012, 2012: 964547.
10) Perme C, Chandrashekar R: Early mobility and walking program for patients in intensive care units: creating a standard of care. *Am J Crit Care*, 2009, 18:212-221.
11) Perme C, et al: Safety and Efficacy of Mobility Interventions in Patients with Femoral Catheters in the ICU: A Prospective Observational Study. *Cardiopulm Phys Ther J*, 2013, 24:12-17.
12) Davis J, et al: Mobilization of ventilated older adults. *J Geriatr Phys Ther*, 2013, 36:162-168.

CQ 5-4
1) Macht M, et al: Swallowing dysfunction after critical illness. *Chest*, 2014, 146:1681-1689.
2) Macht M, et al: Postextubation dysphagia is persistent and associated with poor outcomes in survivors of critical illness. *Critical Care*, 2011, 15:R231.

CQ 6-1
1) Needham DM, Korupolu R: Rehabilitation quality improvement in an intensive care unit setting: implementation of a quality improvement model. *Top Stroke Rehabil*, 2010, 17:271-281.
2) Ohtake PJ, et al: Translating research into clinical practice: the role of quality improvement in providing rehabilitation for people with critical illness. *Phys Ther*, 2013, 93:128–133.

CQ 6-4

1) Bemis-Dougherty AR, Smith JM: What follows survival of critical illness? Physical therapists' management of patients with post-intensive care syndrome. *Phys Ther*, 2013, 93:179-185.
2) Bailey PP, et al: Culture of early mobility in mechanically ventilated patients. *Crit Care Med*, 2009, 37(10 Suppl):S429-435.
3) Kress JP: Clinical trials of early mobilization of critically ill patients. *Crit Care Med*, 2009, 37(10 Suppl):S442-447.
4) Hopkins RO, et al: Transforming ICU culture to facilitate early mobility. *Crit Care Clin*, 2007, 23:81-96.
5) Pawlik AJ, Kress JP: Issues affecting the delivery of physical therapy services for individuals with critical illness. *Phys Ther*, 2013, 93:256-265.
6) Biffl WL, Biffl SE: Rehabilitation of the geriatric surgical patient: predicting needs and optimizing outcomes. *Surg Clin North Am*, 2015, 95:173-190.
7) Ball C: Improving rehabilitation following transfer from ICU. *Intensive Crit Care Nurs*, 2008, 24:209-210.

CQ 6-5

1) 氏家良人・他：ABCDEs バンドルと ICU における早期リハビリテーション．克誠堂出版，2014，pp141-146．
2) 甲斐雅子・他：作業療法マニュアル 43 脳卒中急性期の作業療法．日本作業療法士協会，2011，pp17-40．

CQ 6-6

1) Brodsky MB, et al: Factors associated with swallowing assessment after oral endotracheal intubation and mechanical ventilation for acute lung injury. *Ann Am Thorac Soc*, 2014, 11:1545-1552.

CQ 6-7

1) 厚生労働省：チーム医療推進のための基本的な考え方と実践的事例集：http://www.mhlw.go.jp/stf/shingi/2r9852000001ehf7-att/2r9852000001ehgo.pdf（2016 年 11 月 30 日最終閲覧）
2) Needham DM, et al: Early physical medicine and rehabilitation for patients with acute respiratory failure: a quality improvement project. *Arch Phys Med Rehabil*, 2010, 91:536-542.
3) Engel HJ, et al: Physical therapist-established intensive care unit early mobilization program: quality improvement project for critical care at the University of California San Francisco Medical Center. *Phys Ther*, 2013, 93:975-985.
4) Lord RK, et al: ICU early physical rehabilitation programs: financial modeling of cost savings. *Crit Care Med*, 2013, 41:717-724.
5) 岩田健太郎・他：急性期リハビリテーションにおけるチーム医療―急性期病棟の専従理学療法士配置の効果．*MED REHABIL*，2015，190:9-17．

CQ 6-8

1) 厚生労働省医療安全対策検討会議集中治療室（ICU）における安全管理指針検討作業部会：集中治療室（ICU）における安全管理について：http://www.mhlw.go.jp/topics/bukyoku/isei/i-anzen/hourei/dl/070330-5.pdf（2016 年 11 月 30 日最終閲覧）

CQ 6-9

1) Balas MC, et al: Critical care nurses' role in implementing the "ABCDE bundle" into practice. *Crit Care Nurse*, 2012, 32:35-47．
2) Barr J, et al: Clinical practice guidelines for the management of pain, agitation, and delirium in adult patients in the intensive care unit. *Crit Care Med*, 2013, 41:263-306.
3) 日本集中治療医学会 J-PAD ガイドライン作成委員会：日本版・集中治療室における成人重症患者に対する痛み・不穏・せん妄管理のための臨床ガイドライン．日集中医誌，2014，21:539-579.
4) 人工呼吸離脱に関する 3 学会合同プロトコル：http://www.jsicm.org/pdf/kokyuki_ridatsu1503b.pdf（2016 年 11 月 30 日最終閲覧）
5) Needham DM, et al: Improving long-term outcomes after discharge from intensive care unit: report from a stakeholders' conference. *Crit Care Med*, 2012, 40:502-509.

memo

memo

集中治療における早期リハビリテーション
根拠に基づくエキスパート
コンセンサス　ダイジェスト版　　ISBN978-4-263-21745-0

2017年3月20日　第1版第1刷発行
2017年5月10日　第1版第2刷発行

編者・発行者　一般社団法人　日本集中治療医学会

制作・販売　医歯薬出版株式会社

〒113-8612　東京都文京区本駒込1-7-10
TEL.（03）5395-7628（編集）・7616（販売）
FAX.（03）5395-7609（編集）・8563（販売）
http://www.ishiyaku.co.jp/
郵便振替番号　00190-5-13816

乱丁・落丁の際はお取り替えいたします　　　　　印刷・製本　第一印刷所
© The Japanese Society of Intensive Care Medicine, 2017. Printed in Japan

禁無断複製